AF300454

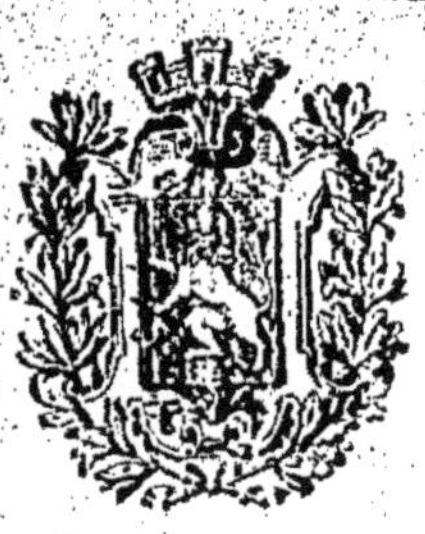

Dʳ Joseph VADON

DE L'EXTIRPATION

DU SAC LACRYMAL

DANS LES DACRYOCYSTITES

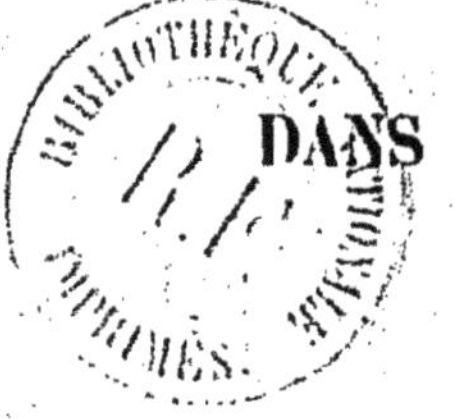

A.-H. STORCK, ÉDITEUR
LYON

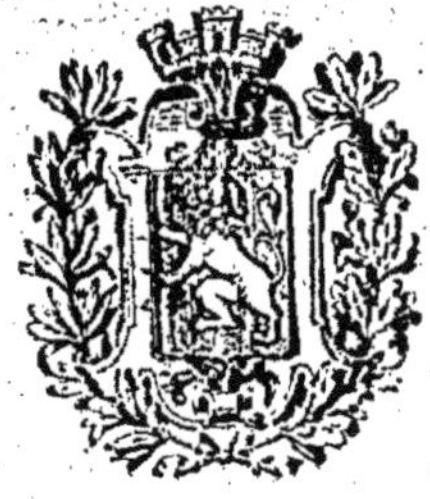

Dʀ Joseph VADON

DE L'EXTIRPATION

DU SAC LACRYMAL

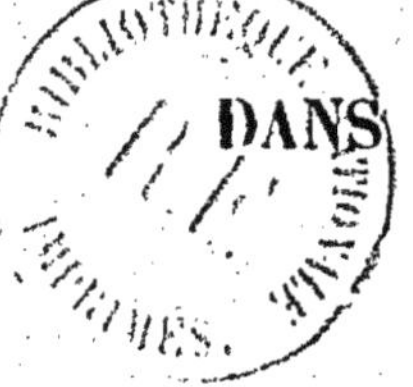

DANS LES DACRYOCYSTITES

A.-H. STORCK, ÉDITEUR
LYON

INTRODUCTION

Les nombreux procédés employés pour guérir la dacryo-cystite peuvent se grouper dans quatre méthodes diffé-rentes :

1° Rétablissement des voies naturelles d'excrétion des larmes (injections antiseptiques et astringentes, cathété-risme, stricturotomie, électrolyse ;

2° Création d'une voie artificielle à travers l'unguis (procédé de Foltz), à travers la paroi du sinus maxillaire (procédé de Laugier, de Rochet) ;

3° Suppression des larmes par l'ablation des organes sécréteurs (glandes lacrymales, orbitaire et palpébrale);

4° Oblitération ou suppression des voies naturelles d'excrétion des larmes (thermocautérisation, galvanocau-térisation, caustiques, curettage).

L'extirpation du sac fait partie de cette dernière méthode.

C'est donc une opération rationnelle basée sur ce fait d'observation, que « lorsque les liquides lacrymaux cessent d'arriver en contact avec la muqueuse du sac les phénomènes d'irritation et les troubles fonctionnels dis-paraissent (Delens) (26).

J. VADON.   1

Mais tandis que les autres procédés donnent rarement des guérisons définitives, laissent pendant très longtemps l'œil exposé à des complications telles que conjonctivites, blépharites, kératites, ulcères de la cornée, abcès, etc., l'extirpation, quand elle est bien pratiquée, agit d'une façon *sûre et rapide*.

Elle ne sera pas cependant applicable à tous les cas cliniques de la dacryocystite. Dans les inflammations aiguës du sac, elle cédera le pas à la thermo-cautérisation et surtout au curettage, mais dans les inflammations subaiguës ou chroniques, elle fera merveille.

M. le professeur agrégé Rollet a pratiqué plusieurs fois l'extirpation dans des cas de ce genre.

Frappé des résultats obtenus, nous avons voulu essayer, par ce modeste travail, de faire connaître ce mode de traitement si peu pratiqué en France et cependant si recommandable.

Après avoir fait l'historique de la méthode dans le chapitre premier, et fait connaître l'opinion des chirurgiens français sur l'extirpation, nous avons tenu, dans le chapitre II, à bien décrire l'anatomie de la région du sac. Nous y mentionnons les résultats de nos vingt-cinq dissections faites au laboratoire de M. le professeur Testut.

Dans le chapitre III, nous décrivons le Manuel opératoire répondant le mieux aux données précédentes.

Nous faisons connaître dans le chapitre IV les indications de l'opération. Et dans le chapitre V nous donnons les résultats immédiats et éloignés, en essayant, dans un dernier paragraphe d'expliquer, d'après des expériences personnelles faites sur le chien, comment l'épiphora cesse du fait de la seule extirpation.

La plupart des observations que nous publions à la fin de notre travail sont dues à l'obligeance de M. le professeur agrégé Rollet. Nous sommes heureux de pouvoir le remercier ici et de lui dire combien nous lui sommes reconnaissant de la bienveillance qu'il n'a cessé de nous tém igner et de la parfaite amabilité avec laquelle il nous a toujours reçu. Nous n'oublierons jamais ses familières causeries ni ses savantes leçons d'ophtalmologie.

M. le professeur M. Pollosson nous fait le grand honneur d'accepter la présidence de notre thèse ; qu'il nous permette de lui exprimer notre profonde gratitude.

Que M. le professeur ''estut. qui a bien voulu s'intéresser à nos recherches ur le sac lacrymal, reçoive aussi nos plus sincères remerciements pour l'accueil si bienveillant qu'il nous a fait dans son laboratoire.

Nous ne saurions trop remercier M. le professeur agrégé Doyon de l'obligeance avec laquelle il a mis le laboratoire de physiologie à notre disposition et des excellents conseils qu'il a bien voulu nous donner au sujet de nos expériences sur le chien.

Tous nos remerciements aussi à M. Aurand, ancien chef de clinique ophtalmologique de M. le professeur Gayet à l'Hôtel-Dieu, pour la précieuse observation qu'il nous a fournie ;

A M. Bert, chef des travaux anatomiques à la Faculté, qui nous a parfois aidé à faire nos injections avec la plus parfaite complaisance et à qui nous devons le cliché des rayons Rœntgen ;

A M. Paviot, préparateur au laboratoire d'anatomie pathologique de M. le professeur Raymond Tripier, qui a bien voulu examiner nos coupes de glande lacrymale et nous les décrire avec la compétence qu'on lui connaît ;

A M. Frenkel, chef du laboratoire de M. le professeur Gayet, qui nous a fait de superbes coupes histologiques;

A M. Guinard, professeur à l'école vétérinaire, qui, avec son habituelle amabilité, a mis à notre disposition des cadavres de chiens et nous a montré la dissection de la glande lacrymale chez cet animal.

Merci encore à notre ami Schmeltz qui a mis à notre service son savoir en langue allemande, à notre ami Bonnaymé qui nous a fait aussi de nombreuses traductions.

Notre excellent ami Groulier, lauréat de l'école des Beaux-Arts de Paris, a droit aussi à notre plus vive gratitude pour les belles gravures qu'il a faites de nos dessins; qu'il reçoive en même temps l'assurance de notre profonde et inaltérable amitié.

Nous remercions, enfin, tous nos camarades de la sympathie qu'ils nous ont toujours manifestée pendant nos études.

CHAPITRE PREMIER

HISTORIQUE

L'extirpation du sac lacrymal, comme traitement des dacryocystites, n'est pas une opération nouvelle. Aetius nous donne déjà des indications opératoires très précises que nous rapportons dans un autre chapitre ; Galien, Celse, Paul d'Égine auraient pratiqué aussi l'excision complète du sac. Tous faisaient suivre leur intervention de la cautérisation au fer rouge.

En 1721, Platner emploie la même méthode. Dans ses « *Institutiones chirurgiæ* » il nous recommande cette opération pour le traitement de la fistule lacrymale. Après avoir donné, d'une façon détaillée, les précautions préliminaires que tout bon chirurgien doit prendre : recouvrir les deux yeux d'un peu de charpie, rechercher un éclairage favorable et s'assurer le concours d'un aide musclé, il décrit très nettement la ligne d'incision, puis nous apprend comment on extirpe le sac. La « pierre infernale » ou le fer rouge suivent toujours l'extirpation, pour ne pas déroger aux principes de la méthode arabe très en vogue à cette époque.

Mais Platner fut peu imité.

La présence de la veine et de l'artère angulaires à peu de distance du sac est sans doute une des raisons qui firent délaisser cette opération. Ne voyons-nous pas, aujourd'hui de Wecker, dans son traité d'ophtalmologie, partager l'opinion de Arlt qui rejette l'extirpation à cause d' « hémorrhagie fort grave » ?

On peut comprendre dès lors facilement que les contemporains de Platner, n'ayant sur l'anatomie de la région que des données peu précises, ignorant l'anesthésie qui seule permet une incision sûre, ne possédant pas enfin les moyens d'hémostase que nous avons aujourd'hui, aient hésité à adopter cette méthode.

Il est une raison plus importante encore. Les pansements consécutifs à l'opération qui se composaient de cataplasmes de farine de lentilles et de miel, ou *herbæ absenthii, hysopi, rutæ, majoranæ ex vino austero rubro coctæ* n'étaient pas suffisants pour détruire toutes les colonies microbiennes que nous savons cachées dans le pus des dacryocystites. Même en faisant suivre l'excision de la cautérisation ignée, les résultats ne devaient pas être fort encourageants, et les récidives ne point être rares.

Aussi, pendant tout un siècle cette opération est-elle reléguée dans un profond oubli.

Il faut arriver en 1868 pour voir Berlin, de Stuttgart, publier trois cas d'extirpation totale du sac lacrymal. Il s'exprime ainsi sur ce mode de traitement : « L'extirpation du sac, dit-il, quoique opération grave, rend possible l'enlèvement complet de la muqueuse malade, sans que l'on ait à craindre les défauts et les dangers de la méthode caustique. La blessure d'opération guérit rapidement et sans traitement consécutif (1). »

Nous lisons cependant dans la thèse de M. Tokuso-Kimura (12) qu'Ant. Royas en 1830 aurait fait l'éloge de l'extirpation, mais sans que l'on puisse affirmer qu'il l'ait pratiquée lui-même !

D'après le même auteur, Mooren en 1866, et Hatter en 1867 auraient extirpé quelques sacs lacrymaux avec plus ou moins de succès.

Quoi qu'il en soit, de l'avis de tout le monde c'est à Berlin que revient l'honneur d'avoir repris la méthode d'une façon sérieuse.

La *période antiseptique* amène la vulgarisation de l'extirpation. Les succès sont de plus en plus fréquei et nous voyons les observations se multiplier.

Businelli (2) en 1872 publie en Italie différents cas d'extirpation du sac avec guérison rapide et il ajoute que c'est une opération facile.

Œrtmanns, dans sa thèse soutenue en 1875 (3), nous rapporte trois observations d'extirpations pratiquées par le professeur Samisch de Bonn.

En 1881, Schreiber publie 40 cas d'extirpations faites par le professeur Grœfe de Halle et en 1888, 96 observations qui lui sont personnelles (4). Il étend les limites des indications de la méthode.

Everbusch, la même année, relate de nombreux cas d'extirpation qu'il fait suivre de la cautérisation des points lacrymaux et de l'excision de la portion orbitaire de la glande lacrymale (5).

En Italie, Sbordone de Naples (6) en 1882 et en Amérique, Ayres (7) en 1884, avaient déjà communiqué différentes observations d'extirpations totales.

Kuhnt d'Iéna (1890) pratique la même méthode dans un grand nombre de cas et M. Rohrs (1890) dans sa thèse inaugurale publie les observations du professeur Wolkers (8).

En 1891, des résultats avantageux sont signalés par Silex de Berlin, par Pfalz Dusseldorf (9).

Nous relevons 30 observations dans la thèse de M. Johannès von Ammon (1892) (10).

La même année M. Paul Hesse, dans sa thèse (11) expose la méthode de l'extirpation pratiquée sur environ une centaine de sacs dans la clinique ophtalmologique de Berlin.

La thèse de M. Tokuso-Kimura (12) soutenue à Zurich en 1893 cite 18 cas d'extirpation.

En 1893 aussi M. Muller, premier assistant du professeur Fuchs, publie une douzaine d'extirpations faites par lui à la clinique de Vienne. Après avoir excisé le sac il conseille de curetter le canal nasal aussi profondément que possible (13).

Notons enfin le duc Charles qui constate dans un cas, quelques jours après l'opération, une cellulite suivie d'atrophie du nerf optique et Gustave Ahlstraem de Gothenbourg (14), chaud partisan de la méthode.

En citant tous ces noms, nous avons cherché à être aussi complet que possible ; peut-être, malgré tous nos efforts en oublions-nous encore ! Mais la liste nous paraît assez longue pour prouver combien, à l'étranger et en Allemagne surtout, l'extirpation du sac est devenue une opération courante, combien elle y est en faveur à cause des excellents résultats qu'elle donne.

M. Rollet, chargé il y a deux ans de faire un rapport

sur les cliniques ophtalmologiques de Vienne (15), nous dit lui-même qu'il a vu un grand nombre de fois pratiquer cette méthode et qu'on a en elle une très grande confiance.

Chose étrange, en France, on paraît réfractaire à ce mode de traitement des dacryocystites !

M. le professeur Monoyer, en 1867, publie un cas de tumeur du sac qu'il guérit en excisant une portion de la muqueuse et en injectant ensuite du sulfate de soude (16). Mais ce n'est là qu'une ébauche d'extirpation.

Malgré toutes nos consciencieuses recherches dans la littérature médicale française, nous n'avons trouvé que trois noms à citer :

M. le professeur Panas qui dit, dans son *Traité des maladies des yeux*, qu'il a fait « quelques extirpations » et dont nous rapporterons plus loin l'appréciation sur cette opération (17) ;

M. A. Terson (18) qui, dans les *Archives d'ophtalmologie*, préconise l'extirpation dans les cas de tumeurs volumineuses sans adhérences et de fistules rebelles ;

M. le professeur agrégé Rollet qui, dans un article du *Lyon médical* (19), expose la méthode et cite quatre observations qui lui sont personnelles que nous publions in-extenso dans notre travail.

En présence d'un si petit nombre d'ophtalmologistes pratiquant l'Extirpation, il nous a paru curieux de connaître l'opinion des auteurs classiques sur cette opération.

M. Panas nous dit : « Dans les quelques extirpations que nous avons pratiquées pour des mucosités invétérées et des phlegmons chroniques fistuleux, les suites ont été simples et l'hémorrhagie peu abondante. Il en sera toujours ainsi en évitant de léser l'artère et la veine angulaires, ce qui est facile, et en s'entourant de tous les soins antiseptiques avant, pendant et après l'opération. » Et, après avoir signalé la difficulté que l'on éprouve quelquefois dans la dissection du sac au niveau de la gouttière lacryma e, il termine ainsi : « On conçoit que dans les cas où le sac est transformé en kyste muco-purulent avec adjonction d'autres éléments pathologiques: sang extravasé, détritus épithéliaux, paillettes de choles-térine, polypes et concrétions calcaires, l'Extirpation constitue le mode de traitement le plus prompt et le seul efficace (17). »

L'opinion d'un maître de l'ophtaimologie française est, chose précieuse, aussi n'avons-nous pas hésité à la publier en entier. D'ailleurs nous serons brefs pour les autres auteurs qui sont très brefs eux-mêmes dans leurs appré-ciations.

Nous voulons cependant rapporter aussi en entier l'opinion de M. de Wecker : « L'extirpation, nous dit-il, a été reprise comme tout mauvais conseil donné en médecine, et la rétraction cicatricielle qui suit l'opération est des plus disgracieuses. » Il cite ensuite l'opinion de Arlt qui s'exprime ainsi : « L'Extirpation est, dans beau-coup de cas de déplacement des os, d'une exécution exces-sivement difficile; aussi, je l'ai, après quelques tentatives, de nouveau abandonnée parce que l'hémorrhagie était devenue fort grave (proximité de l'artère et de la veine angulaires). » et M. de Wecker ajoute qu'il faut espérer qu'on abandonnera toutes les méthodes de destruction du sac (20).

M. Galezowski ne parle pas de l'extirpation (21).

M. Abadie n'en dit pas un mot non plus (22).

A la clinique de Lyon, M. le professeur Gayet n'emploie que la thermo-cautérisation.

M. Meyer nous fait seulement savoir que Berlin a obtenu l'oblitération du sac par l'excision de la muqueuse (23).

MM. Truc et Valude préconisent l'ablation du sac, soit partielle, soit totale dans le cas de distension excessive, d'épaississement ou de dégénérescence des parois (24).

M. le professeur Tillaux emploie les caustiques et ne dit rien de l'Extirpation (25).

M. D.lens, dans le *Traité de chirurgie* (27), y consacre trois lignes et termine en disant qu'elle a été jugée comme une mauvaise opération par de Wecker.

Les quatre agrégés, Ricard et Bousquet, n'en parlent pas du tout (27 et 28).

En somme, M. le professeur Panas excepté, pour quelques rares auteurs qui citent à peine l'opération, nous voyons que la presque généralité la passe sous silence.

C'est cependant « une opération des plus rationnelles qui rentre dans le groupe des interventions ayant pour but de supprimer les voies naturelles d'excrétion des larmes » (Rollet).

A quoi donc est due cette réprobation ? Serait-ce vraiment une opération « difficile et dangereuse » ? Voyons d'abord si l'anatomie de la région ne nous révèle pas quelque difficulté.

CHAPITRE II

ANATOMIE DE LA RÉGION DU SAC

L'appareil lacrymal est composé :

1° D'un organe de sécrétion, qui est la glande lacrymale dont les canaux excréteurs déposent les larmes sur la surface de la conjonctive;

2° D'organes conducteurs qui recueillent le flux lacrymal pour le faire pénétrer dans les fosses nasales et qui comprennent : les points lacrymaux, les conduits lacrymaux, le sac lacrymal et le canal nasal.

Le sac lacrymal est la portion moyenne de l'appareil évacuateur. Placé entre les conduits et le canal nasal, il se différencie très nettement des premiers ; il est moins facile de le délimiter du côté du canal. Il est convenu cependant que le canal nasal commence dès que le conduit muqueux devient intra-osseux. Un léger rétrécissement se montre à ce niveau.

Le sac lacrymal est une sorte de réservoir membraneux situé sur le côté interne de la base de l'orbite. « Il rap-« pelle la forme du cœcum ; terminé en cul-de-sac supé-« rieurement, il se continue en bas avec le canal nasal

« sans ligne de démarcation appréciable à l'extérieur et
« reçoit à angle droit le tronc commun de deux canali-
« cules lacrymaux, de même que le cœcum reçoit
« l'intestin grêle ; pour compléter l'analogie, il existe à
« l'embouchure de ce tronc commun une valvule, appelée
« valvule de Huschke, qui aurait pour rôle, comme celle
« de Bauhin, de s'opposer au reflux des liquides. » (Tillaux) (29). Il est cylindrique et son grand axe, presque
vertical, est cependant un peu oblique, de haut en bas,
d'avant en arrière et, grâce à ses rapports intimes avec
la paroi externe des fosses nasales, il l'est encore de dedans
en dehors. De plus, il n'est pas tout à fait rectiligne mais
décrit une légère courbe à concavité postérieure.

Sa hauteur, d'après Testut (30) est de 12 à 15 millimètres ; son diamètre antéro-postérieur 6 à 7 millimètres.
Son diamètre transversal serait un peu plus petit, ce qui
nous montre le sac lacrymal légèrement aplati dans le
sens transversal. Mais ces mensurations sont loin d'être
fixes, elles sont sujettes à de nombreuses variations phy-
siologiques liées à la conformation des os de la face et à
la race de l'individu.

Le sac est logé dans une sorte de gouttière osseuse
appelée gouttière lacrymale ; celle-ci est limitée en avant
et en arrière par deux crêtes saillantes appartenant, la
première à la branche montante du maxillaire supérieur,
la seconde à l'os unguis. « La gouttière est assez profonde
« pour contenir la moitié environ du sac lacrymal, la
« moitié postérieure et interne, en sorte que celui-ci n'est
« accessible à l'extérieur que par sa moitié antérieure et
« externe. » (Tillaux). La portion *postéro-interne* du sac
lacrymal est donc accolée à la paroi orbitaire interne,

séparée seulement par un peu de tissu cellulaire lâche et par le périoste. De l'autre côté de la lame osseuse se trouvent, au niveau de la coupole du sac, les cellules ethmoïdales antérieures; plus bas, la partie la plus élevée du méat moyen des fosses nasales. C'est d'ailleurs à ce niveau que Foltz avait tenté, en trépanant l'os, de créer aux larmes un trajet artificiel.

Par sa portion *antéro-externe*, le sac se trouve en rapport avec les parties molles du grand angle de l'œil.

C'est d'abord, en avant : la peau, le tissu cellulaire sous-cutané et le tendon direct de l'orbiculaire des paupières.

Ce tendon, très important pour le manuel opératoire de l'extirpation, est saillant sous la peau chez les sujets maigres et apparaît toujours très nettement quand on attire en dehors la commissure externe. Il croise le sac, à peu près perpendiculairement à son grand axe et le plus souvent entre le tiers supérieur et le tiers moyen. Mais il n'en est pas toujours ainsi; nos dissections nous permettent de dire qu'il n'est pas rare de voir l'extrémité supérieure du sac dépasser à peine le tendon et même en être entièrement recouverte. Nous avons vu aussi, une seule fois, le tendon traverser le sac presque en son milieu. La première disposition expliquerait les grosses tumeurs lacrymales; la seconde la tumeur en bissac.

En nous basant sur la disposition la plus fréquente, nous voyons le sac divisé en deux parties inégales par le tendon de l'orbiculaire.

La partie supérieure, ayant la forme d'une petite coupole, mesurant ordinairement 2 à 4 millimètres, est recouverte d'une mince expansion fibreuse qui vient du bord supérieur du tendon, se perd sur l'apophyse montante du maxillaire et sur le septum orbitale. Cette expansion, jointe au tissu cellulaire et à la peau qui la recouvrent, tient en place la portion supérieure du sac déjà fort petite et met obstacle à sa dilatation.

La partie inférieure, mesurant de 8 à 10 millimètres, est la plus importante; elle est aussi recouverte d'une « lame aponévrotique qui concourt à former une gaine fibreuse » (Foltz) (31). C'est, pour ainsi dire, une expansion du bord inférieur du tendon de l'orbiculaire qui vient s'insérer sur la portion courbe de la crête de l'apophyse montante et qui, vers la crête de l'unguis, se confond avec les fibres du septum. Au-dessus d'elle, se trouvent le tissu cellulaire sous-cutané et la peau.

Nous trouvons donc les mêmes enveloppes qu'à la coupole du sac. Mais ici, la pression intérieure exercée par le liquide purulent que renferme le sac dans les dacryocystites, s'étend sur une bien plus grande surface et tous les tissus environnants se laisseront distendre pour former la tumeur lacrymale.

Quelquefois cependant cette sorte de coque fibreuse qui entoure le sac est assez épaisse et empêche le sac de trop s'ectasier. C'est un point à noter pour l'opération de l'extirpation. Dans ces cas, en effet, la dissection présente un peu plus de difficulté. M. Panas dit d'ailleurs qu'à ce sujet il est d'accord avec Arlt.

Mais, comme le sac et la coque fibreuse ne sont jamais en adhérence intime, et qu'il y a entre eux un léger tissu lâche, en incisant avec précaution parallèlement à la crête de l'apophyse montante où s'insère la lame aponévrotique et en se servant ensuite d'un instrument mousse on peut très bien les libérer l'un de l'autre.

Comme on le voit, la paroi antérieure du sac lacrymal est très importante à connaître pour le chirurgien car c'est par elle qu'on abordera la dissection. Souvenons-nous donc qu'elle est recouverte par :

1º La peau ;

2º Le tissu cellulaire sous-cutané ;

3º Le tendon direct de l'orbiculaire ;

4º Une enveloppe fibreuse quelquefois résistante.

Revenons maintenant au tendon direct de l'orbiculaire.

Il s'insère sur l'apophyse montante du maxillaire supérieur à un ou deux millimètres de la paroi interne du sac. Après avoir traversé la paroi antérieure de ce dernier, il se bifurque et les deux branches de bifurcation viennent se fixer aux extrémités internes des deux cartilages tarses. Un peu avant cette bifurcation, un autre tendon s'insérant sur la crête de l'unguis vient mêler ses fibres aux siennes : c'est le tendon réfléchi de l'orbiculaire. Derrière celui-ci, et le doublant pour ainsi dire, se trouve un petit muscle qui se bifurque aussi, forme une sorte de tunique musculaire aux canalicules lacrymaux qu'il peut resserrer ou dilater, rôle important pour l'écoulement des larmes : c'est le muscle de Horner.

Tendon direct d'une part, tendon réfléchi et muscle de Horner d'autre part, forment une sorte de V horizontal.

La portion externe du sac est englobée par les branches de ce V et est immédiatement en rapport avec l'angle qu'elles forment. A ce niveau, viennent s'aboucher les canalicules lacrymaux réunis le plus souvent en un seul conduit.

Au-dessus et au-dessous de ces tendons, le sac, entouré

de la membrane fibreuse dont nous avons parlé, « entre en contact avec le septum orbitale qui s'insère sur la crête de l'unguis et qui le sépare ainsi du tissu cellulo-adipeux de l'orbite » (Testut.) Rapport anatomique à retenir, car nous verrons les dangers que peut amener une fausse route à cet endroit. N'oublions pas de dire aussi que la membrane fibreuse est parfois très adhérente au sac au niveau de l'unguis.

Nous serons bref sur la configuration interne du sac lacrymal. Nous dirons seulement qu'il existe un peu partout, mais principalement sur le côté interne, des replis de la muqueuse sans grande importance et très variables d'ailleurs. On a parlé d'une valvule au niveau de l'abouchement du tronc commun des canalicules ; beaucoup nient son existence aujourd'hui et la petite dépression qu'on y a reconnue s'appelle : sinus de Maier. Quant à la valvule de Béraud, Sappey nie une valvule proprement dite. On y remarque seulement, dit-il, des replis dont l'existence, l'étendue, la forme, la direction et la situation n'ont rien de constant » et M. le professeur Testut dit qu'il n'existe qu'une petite fossette dirigée en avant et en dehors, appelée sinus ou recessus de Arlt.

Nous ne nous étendrons pas non plus sur la constitution histologique. Il nous faut dire cependant que la paroi du sac lacrymal est circonscrite, à sa portion externe, par une expansion fibreuse, provenant du tendon de l'orbiculaire. Cette expansion vient s'unir au périoste de la gouttière lacrymale qui protège la portion postéro-interne, de sorte que le sac est emprisonné dans une loge fibreuse.

Immédiatement au-dessous, se trouve du tissu conjonctif lâche qui unit le tissu fibreux à la muqueuse du sac.

Celle-ci revêt les caractères histologiques de la pituitaire; elle est tapissée d'un épithélium à cils vibratiles. Il n'y a pas de glandes.

Ce que nous voulons décrire d'une façon particulière ce sont les rapports de l'artère et de la veine angulaires avec le sac lacrymal.

Etonné des assertions de différents auteurs à propos d' « hémorrhagies graves » constatées pendant l'excision du sac (Arlt, dans de Wecker; Fontaine-Atgier)(32), nous avons eu la curiosité de chercher si, en dehors des hémorrhagies produites par l'hypérémie qui accompagne toujours tout tissu enflammé, il n'y aurait pas de fréquentes anomalies des vaisseaux angulaires.

Nos recherches ont porté sur 25 sacs lacrymaux, pris au hasard dans les nombreuses salles de dissection de la Faculté.

Nous avons injecté, soit du suif chaud, soit de la pâte de Teichmann-Crolas (blanc de Troyes, vermillon, huile siccative, le tout additionné de sulfure de carbone), qui, question d'odorat mise à part, est en tous points préférable pour les petits vaisseaux.

Nous avons toujours fait pénétrer nos injections par l'artère ou la veine faciale au niveau du bord antérieur du masséter.

Nous avons pris le dessin de chacune de nos préparations.

Ils se répartissent ainsi : 1° Artères, 17 dessins ; 2° Veines, 4 ; 3° Artères et veines, 4.

Comme on le voit nos dissections ont eu surtout pour objet l'étude des artères, dont les hémorrhagies sont, de beaucoup, les plus importantes à considérer.

La configuration que nous avons rencontrée le plus souvent et qui, par conséquent, peut être considérée comme le type normal de la vascularisation de la région du sac, est celle que représente la figure I, reproduction un peu modifiée de la planche en couleur de M. le professeur Testut.

Nous voyons l'Artère angulaire, branche terminale de l'artère faciale longer l'apophyse montante du maxillaire supérieur, et remonter vers l'angle interne supérieur de l'orbite en passant à environ 6 millimètres de la paroi interne du sac. Un peu avant d'arriver à cet angle, elle s'abouche à plein canal avec la nasale, provenant de l'ophtalmique : puis, traversant le septum orbitale, elle pénètre dans l'orbite.

Les rameaux qu'elle envoie pendant son parcours, aux tissus voisins, sont peu nombreux. Nous avons cependant presque toujours constaté le petit rameau A qui s'épanouit sur le côté du nez ; la petite branche B qui va sur les sinus frontaux : enfin la branche C que nous avons cru devoir ajouter à la figure de M. Testut, tant elle nous a paru fréquente ; elle traverse la racine du nez et va s'anastomoser avec l'homologue de l'autre côté.

Nous avons rencontré deux petites anomalies intéressantes. Dans la première (fig. II) nous voyons l'angulaire envoyer une branche passant sur le tiers inférieur du sac et allant s'abouche à la palpébrale inférieure un peu grêle ; un tout petit rameau naissant de cette branche se jette sur le sac. Un rameau, que nous avons rencontré assez fréquemment (8 fois) sur les autres dessins, se détache de la portion supérieure de l'angulaire et vient irriguer la coupole du sac.

Dans la seconde (fig. III) nous remarquons une vascularisation assez intense. C'est que d'abord une branche artérielle anormale relie la palpébrale supérieure à l'angulaire. Cette branche est presque tangente à la coupole et envoie deux petits rameaux : un sur le sac et l'autre sur le tendon de l'orbiculaire. De plus, trois artérioles viennent pénétrer dans le canal nasal : deux un peu importantes proviennent de l'angulaire ; l'autre, plus grêle, vient de la palpébrale inférieure. Enfin, la palpébrale supérieure et l'inférieure sont reliées par une artériole insignifiante.

Les autres dessins que nous publions ne peuvent être considérés comme de véritables anomalies. Ce sont des modifications plus ou moins importantes du schéma général représenté par la figure I.

La figure IV cependant représente presque une anomalie, tant l'angulaire fait un coude brusque et vient passer près de la partie supérieure du sac sur laquelle elle envoie d'ailleurs un petit rameau. Un rameau aussi sur le tendon de l'orbiculaire.

Dans la figure VIII nous voyons une disposition que nous avons rencontrée assez souvent. Nous voulons parler des artérioles venant de l'angulaire et entrant dans le canal nasal. Ici nous en trouvons deux ; dans la figure III, nous en voyons trois. Dans sept autres dessins que nous ne publions pas parce qu'ils ne présentent à peu près que cette particularité, nous ne trouvons qu'une seule artériole. Tantôt elle prend naissance beaucoup plus bas que le sac, comme dans la figure III ; tantôt à son niveau, comme dans la figure VIII.

Nous voyons en outre, ici une artériole descendant de

la nasale et pénétrant derrière la coupole : chose peu rare aussi, comme nous l'avons dit à propos de la figure II.

La photographie aux rayons Rœntgen, que nous présentons ici, a été faite avec M. Bert, chef des travaux anatomiques, à qui d'ailleurs revient tout le mérite de cette bonne épreuve.

Elle nous montre, d'une façon beaucoup plus probante que nos dessins, que la vascularisation du sac ne peut guère permettre d'hémorrhagies sérieuses.

La figure explicative IX, que nous avons relevée après dissection des artères photographiées, ne nous montre que des artérioles de très minime importance se dirigeant vers le sac. Quelques-unes cependant ne nous ont pas été révélées par la plaque sensible. Le point noir que l'on aperçoit sur la photographie, à l'angle interne supérieur, est la projection de l'artère nasale sortant du septum. Sur la figure IX c'est le point A. La masse arrondie que l'on aperçoit à la partie inférieure du dessin représente une concrétion calcaire que nous avons disséquée.

La Veine angulaire ne présente rien de bien particulier. Elle est située entre le sac lacrymal et l'artère angulaire, au bord externe de laquelle elle est accolée jusque vers l'angle supéro-interne de l'orbite où elle passe tantôt dessus, tantôt dessous cette artère. D'après nos dissections, c'est la dernière disposition qui est la plus fréquente.

Elle longe le bord interne du sac, mais nous l'avons toujours trouvée distante de trois millimètres environ.

Fait intéressant que nous nous empressons de mentionner, c'est que nos injections ont toutes pénétré sans aucune difficulté; nous n'avons trouvé, après solidification, ni irrégularités, ni bosselures, ce qui semblerait prouver qu'il n'y a aucune valvule dans la Veine angulaire.

Ses ramifications au niveau du sac sont à noter.

La figure V nous montre une branche veineuse faisant une anse, de la convexité de laquelle partent quatre veinules. Trois passent sur le sac, dont une allant s'anastomoser à la Palpébrale inférieure.

Par la figure VI nous voyons les rapports de l'Artère et de la Veine angulaires dont nous avons parlé plus haut. L'artère passe sur la veine, qui à son tour traverse l'artère un peu plus haut. L'artère présente un petit rameau pénétrant derrière la coupole et une artériole s'épanouissant sur le tendon de l'orbiculaire. Remarquons un rameau artériel venant de la palpébrale inférieure et embrassant le tiers inférieur du sac.

La veine envoie d'assez nombreuses veinules longeant la crête de l'apophyse montante, s'étendant sur une légère portion du sac ou pénétrant dans le canal nasal.

Enfin dans la figure VIII l'artère coupe très obliquement la veine, sans présenter rien de particulier vis-à-vis du sac. La veine au contraire envoie sur la partie supérieure de celui-ci un rameau et en bas deux veinules, dont l'une entoure le sac de ses deux branches qui pénètrent ensuite dans la gouttière lacrymale.

Mais, dans l'étude de la vascularisation du sac lacrymal, il n'y a pas seulement à considérer les vaisseaux angulaires, il y a aussi les vaisseaux Palpébraux.

Les vaisseaux Palpébraux supérieurs envoient rarement des rameaux sur le sac (2 fois seulement dans nos 25 cas). Nous avons constaté cependant (fig. III), mais bien rarement aussi, des anastomoses entre l'A. palpébrale supérieure et l'A. angulaire ou la palpébrale inférieure. Une fois, la branche B du dessin normal prenait naissance de la palpébrale supérieure.

Une disposition beaucoup plus fréquente est la séparation de la palpébrale et de la nasale en dehors du septum orbitale. On les voit surgir en un tronc commun (fig. IV-V-VII) lorsque le plus souvent elles émergent séparément du septum.

Les vaisseaux Palpébraux inférieurs ont plus d'intérêt pour nous. En effet ils sont directement en rapport avec le sac.

L'Artère palpébrale inférieure sort du septum tout à fait au-dessous de l'orbiculaire, contre la paroi même du sac. Elle fait ensuite un coude et se dirige vers les bords palpébraux. Elle n'est cependant pas toujours contiguë au sac. Dans la figure VI par exemple, l'orifice de sortie est à quelques millimètres en dehors. Plus souvent que la palpébrale supérieure elle envoie de petits rameaux au sac ou au canal nasal (fig. III-VI-IX).

Nous avons déjà fait remarquer dans la figure II que la palpébrale un peu grêle recevait de l'angulaire une branche anastomotique passant sur le sac. Dans la figure III, se trouve aussi une anastomose passant sous le tendon direct de l'orbiculaire et réunissant les deux palpébrales, supérieure et inférieure. Rien de particulier à dire sur la Veine qui cependant reçoit une anastomose venant d'une branche de l'angulaire et passant sur le sac.

En somme, de nos dissections il résulte que l'on peut trouver deux anomalies artérielles un peu importantes sur 25 cas; ce qui fait 8 pour cent. De petits rameaux artériels ou veineux peuvent venir se jeter sur la coupole du sac (8 cas) ; sur le tendon de l'orbiculaire (3 cas) ; sur la portion inférieure du sac (5 cas) ; enfin dans 11 cas, de vraies artérioles viennent pénétrer dans la couche cellulaire du canal nasal, particularité dont il faudra nous souvenir et qui nous obligera à inciser avec précaution à ce niveau.

Nous aurions voulu faire les mêmes recherches sur l'innervation du sac. Celle-ci en effet n'est pas très claire et dans notre chapitre d'expérimentation, la connaissance exacte de ces points aurait peut-être pu nous être d'un grand secours ; mais faute de temps nous sommes forcé de dire seulement avec M. le professeur Testut que « les « nerfs des voies lacrymales sont constitués par des filets « extrêmement ténus, d'une dissection difficile et qu'ils « proviennent du rameau nasal, branche de l'ophtal- « mique ».

Que conclure de ce chapitre ?

Notre étude approfondie de l'anatomie de la région, nos recherches particulières sur sa vascularisation semblent nous prouver que la qualification de « dangereuse » donnée par quelques auteurs à l'opération de l'extirpation est exagérée. L'hémorrhagie qui pourrait naître, soit des rares anomalies, soit du tissu enflammé, sera d'ailleurs toujours d'assez faible importance pour qu'un simple tamponnement à la gaze iodoformée la fasse le plus souvent cesser.

Serait-ce alors, comme on l'a dit aussi, une opération difficile ?

Nous allons voir au contraire que le manuel opératoire ne présente pas de difficultés sérieuses.

CHAPITRE III

Aetius, nous rapporte M. Terson (18), pratiquait l'excision du sac en triangle, le sommet tourné vers la commissure, puis, l'œil protégé par un tampon humide, il appliquait le cautère à « œgilops » spécial, conique ou olivaire, jusqu'à l'os.

Platner, après s'être assuré le concours d'un aide musclé (*ministri validioris*) car à cette époque l'anesthésie n'était pas connue et on comprend que le patient ne devait pas être docile, incise la peau suivant une ligne semi-lunaire dont la concavité est tournée vers l'œil : *Incipit ea, ad nasi radicem, super illum locum ubi tendo musculi orbicularis ossi et quidem illi processui qui ab osse maxillari ad nasi latera consurgit, inhœret ; finitur plaga sub inferiori palpebra huiusque medio.* Mais il ne fait pas la dissection méthodique du sac : *omne lacrymarum receptaculum præcidendum et ejus quantum fieri potest excidendum est.*

Il signale le danger de l'artère angulaire, mais il dit qu'on peut parfaitement l'éviter. D'ailleurs, il n'y a pas lieu d'être effrayé si elle est touchée : *si vero hæc læsa fuit, vel si exteroquin ex vulnere multus sanguis fertur, curatio commode dividitur et sanguis, impositis linamentis, atque fascia cohibetur.*

Il fait ensuite une recommandation importante : « Bien prendre garde, dit-il, qu'il ne reste aucun morceau de la muqueuse malade, car une humeur peut se développer et celle-ci, corrompue elle-même par le lambeau infecté, rongera et ulcérera les tissus voisins. »

Comme Aetius, il emploie le fer rouge après l'opération, ou la pierre infernale. Parfois il conseille de perforer l'unguis.

Berlin employait l'incision de J.-L. Petit et agrandissait la plaie en haut et en bas. Dans le premier des trois cas publiés par lui en 1868, il a extirpé le sac par lambeaux ; dans le deuxième et le troisième, il en a fait la dissection méthodique et a ligaturé ensuite les canalicules lacrymaux.

Græfe et Schreiber font une incision d'environ 2 centimètres de long, à 4 millimètres de l'angle interne des paupières ; elle est presque verticale, son extrémité inférieure un peu recourbée (in thèse Rohrs) (8).

Le professeur Wolkers a modifié l'incision précédente pour éviter l'ectropion qu'il a, paraît-il, vu se produire une fois. Il commence l'incision en un point se trouvant directement au-dessus de la caroncule ; par une courbure régulière elle vient passer contre le nez et se termine sur la joue en un point placé juste en face du point de départ de l'incision (in thèse Johannès von Ammon) (10).

Kuhnt fait une incision de 1 centimètre 1/2 à 2 centi-

mètres de long, exactement sur la crête de l'apophyse
montante du maxillaire supérieur, en pénétrant du
premier coup jusqu'à l'os (in thèse Tokuso) (12).

Quant à l'opération proprement dite elle-même, elle
est faite par les différents chirurgiens suivant deux
méthodes.

Les uns ouvrent en même temps la peau et le sac et
extirpent ensuite ce dernier, le plus souvent par petits
lambeaux.

Les autres incisent méthodiquement les tissus qui
entourent le sac, les dissèquent avec précaution de façon
à laisser celui-ci intact, et à l'extirper en entier.

C'est cette dernière méthode qu'emploie M. Rollet.
Voici la façon dont il procède :

On anesthésie le malade à l'éther, en faisant usage du
sac de caoutchouc avec embout ; le lit d'opération sur
lequel il est couché doit être placé de telle sorte que la
région du sac que l'on veut extirper soit parfaitement
éclairée. Puis, après avoir lavé la région avec un tampon
d'ouate imbibé d'une solution faible de sublimé à 1/5000,
un aide attire en dehors et en haut, avec la pulpe de son
index, la commissure externe de l'œil de façon à ce que
l'on voie le tendon direct de l'orbiculaire faire saillie sous
la peau de l'angle interne.

Le chirurgien, possédant son point de repère, porte la
pointe de son bistouri au milieu de ce tendon, au niveau
de son bord inférieur. Il incise ensuite suivant une ligne
qui, d'abord perpendiculaire, se dirige vers le côté tem-
poral par une légère courbure sensiblement parallèle
à celle que l'on sent facilement avec le doigt sur la crête de
l'apophyse montante du maxillaire supérieur. C'est donc

une ligne faiblement arquée dont la concavité regarde l'œil ; sa longueur ne doit pas dépasser 10 ou 12 millimètres, quitte à la prolonger en haut ou en bas, si l'on constate ensuite que l'ouverture n'a pas été suffisante.

C'est en bas surtout que nos dissections nous ont montré des artérioles venant plonger dans le canal nasal et les anomalies constatées intéressent principalement aussi la partie inférieure du sac. Il vaut donc mieux être prudent et reprendre à deux fois l'incision que l'on agrandira avec circonspection de côté.

L'hémorrhagie ne sera certainement jamais bien grave et cessera facilement avec quelques tamponnements à la gaze iodoformée, mais, n'aurait-elle que l'inconvénient d'obscurcir le champ opératoire, qu'il faut l'éviter autant que possible.

On coupera donc avec précaution la peau et le tissu cellulaire sous-cutané. On arrive alors sur la paroi fibreuse du sac. C'est ici qu'apparaît la petite difficulté que tous les auteurs s'accordent à reconnaître. Cette paroi, en effet, est quelquefois épaisse et adhérente à la muqueuse, le tissu cellulaire lâche qui les unit faisant sans doute défaut. Dans ce cas, un aide tenant deux petits crochets mousses pour faire bâiller la plaie et avoir plus de jour, on incise doucement la lame fibreuse à un ou ou deux millimètres au-dessus de la crête de l'apophyse montante, en suivant sa courbure ; nous disons à un ou deux millimètres au-dessus, afin d'avoir plus de chance d'éviter les artérioles qui viennent de l'angulaire dans le canal.

On prend ensuite, avec une pince, le bord incisé et soit avec le bistouri manié habilement soit avec un instrument mousse on sépare petit à petit la couche fibreuse de la muqueuse du sac.

La plus grande partie de la paroi antérieure du sac se trouve ainsi libérée, on la connaît facilement à son aspect brunâtre, violacé. Il reste encore la partie qui se trouve sous le tendon de l'orbiculaire et au-dessus de lui.

Mais auparavant il faut continuer à libérer les autres parois de la portion inférieure.

Les parois interne et postérieure se détachent très facilement, à l'aide d'une petite rugine, du périoste de la gouttière lacrymale, avec qui elles sont en rapport.

La paroi externe offre un peu plus de difficulté. Comme la paroi antérieure, elle est recouverte d'une enveloppe fibreuse qui, lorsqu'elle arrive sur l'unguis, est parfois très adhérente.

Mais, comme le dit M. Terson, on l'enlève néanmoins en raclant au besoin avec la pointe du bistouri.

Ne pas oublier, cependant, que cette enveloppe fibreuse, au niveau de la crête de l'unguis, entre en contact avec le septum orbitale, derrière lequel se trouve le tissu cellulo-adipeux de l'orbite. Il faudra donc se tenir le plus possible dans le voisinage immédiat du sac lacrymal et prendre garde de ne pas disséquer trop loin vers le globe de l'œil, afin de ne pas pénétrer dans la loge adipeuse. Le duc Charles cite, chez un de ses opérés, un cas de phlegmon suivi d'atrophie optique ; c'est sans doute un accident de ce genre qui en avait été la cause.

La section des canalicules lacrymaux qui s'abouchent à cette paroi se fait facilement.

C'est maintenant la région de la coupole du sac qu'il faut détacher par-dessous le tendon de l'orbiculaire. A l'aide d'un crochet à strabisme et en attirant en avant le tendon, on la séparera au ciseau des tissus voisins. Le plus souvent, paraît-il, elle cède en tirant en bas avec précaution.

Si cependant on n'arrive pas à la libérer complètement, il faut agrandir l'incision en haut et couper le tendon direct de l'orbiculaire. On le sent crier sous le bistouri. Une très bonne précaution pour éviter de crever le sac, est de faire la section sur une sonde cannelée. On accroche ensuite l'extrémité supérieure du sac, on l'attire en bas et on la dissèque avec les ciseaux.

En Allemagne presque tous les chirurgiens sectionnent ce tendon dès le début de l'opération. M. Terson le divise aussi d'emblée.

Il est certain que l'on a de cette façon beaucoup plus de jour et que l'extirpation est plus facile ; mais pourquoi compliquer le manuel opératoire d'une suture tendineuse pas toujours commode en raison de l'étroitesse des bords à réunir, si on peut s'en dispenser.

Dans les cas de tumeur ou de mucocèle, il est cependant rare qu'on ne soit pas obligé d'en venir là ; l'observation I le prouve. Mais autant que possible, à moins de cas particuliers, mieux vaut ne pratiquer la section du tendon qu'en dernier recours.

Le sac étant complètement libéré, on l'attire en haut et en avant, puis, avec des ciseaux bien tranchants on l'excise vivement et d'un seul coup, aussi bas que possible, au niveau du canal nasal.

M. Rollet insiste pour que le sac soit coupé et extrait rapidement. De cette façon-là, on laisse échapper très peu de pus dans la plaie et on a moins de chance de l'infecter.

Nous avons supposé jusqu'ici qu'on avait pu, en dissé-

quant le sac, le garder intact. Mais il n'en est pas toujours
ainsi. A côté de sacs lacrymaux à parois épaisses, scléreuses et résistantes qui permettent la dissection méthodique, se trouvent des sacs à parois minces, fongueuses,
friables, qui se laissent déchiqueter par les morsures de
la pince et qu'on ne peut arriver à disséquer en entier.
Dans ce cas-là on arrachera tout ce que l'on pourra de la
muqueuse et on pratiquera un curettage soigneux suivi
au besoin, comme le conseille M. Terson, de l'application
du thermo-cautère fin.

La poche est enlevée; il faut cesser l'anesthésie.

On procède alors au lavage de la plaie avec l'eau boriquée 40/1000, ou le sublimé à 1/5000, ou l'acide phénique
au 25/1000.

Si le tendon direct de l'orbiculaire a été sectionné, on
réunira les deux bouts au catgut.

Ensuite on procédera à la réunion des bords de la plaie
opératoire ; on placera trois sutures à points séparés avec
fil métallique très fin et, ce qui vaudra encore mieux au
point de vue esthétique, on fera une suture intra-dermique
continue avec fil de soie, comme l'ont indiqué MM. Rollet
et Commandeur (33).

On saupoudrera la suture avec de la poudre d'iodoforme et on appliquera un pansement un peu serré.

Mais la réunion immédiate ne devra être tentée que si
l'on est sûr d'avoir enlevé la muqueuse du sac en totalité
et d'avoir fait une antisepsie sérieuse. Si, au contraire, on
a laissé couler beaucoup de pus dans la plaie et surtout
du pus provenant d'une inflammation aiguë ou subaiguë
du sac; s'il se présente quelque maladie des os adjacents,
et cela n'est pas rare; si les tissus environnants sont

atteints de phlogose aiguë ; s'il y a une fistule avec peau œdématiée et friable ; en un mot chaque fois qu'on sera en présence d'un état aigu, d'une infection intense, et que les moyens antiseptiques paraîtront devoir agir d'une façon douteuse « il sera préférable, dit M. Rollet (19), de placer un ou deux points de suture avec un petit drainage à la gaze iodoformée ou même de panser à plat.

Mais dans ces cas il est nécessaire de renouveler le pansement tous les jours, en ayant soin de ne pas trop enfoncer le drain qui, mis en contact avec la région postérieure du sac, pourrait y entretenir de l'irritation.

Telle est la méthode que l'on a suivie dans les quatre premières observations que nous publions ici.

Dans la cinquième, due à l'obligeance de M. Aurand, ancien chef de clinique ophtalmologique à l'Hôtel-Dieu, c'est la méthode de la ponction qui a été adoptée.

Après avoir introduit dans le sac, par les points lacrymaux, une sonde directrice, M. Aurand a enfoncé son bistouri perpendiculairement au tégument, au-dessous du tendon de l'orbiculaire et l'a fait pénétrer d'environ 4 millimètres, dans la direction d'une ligne fictive qui irait rencontrer le milieu d'une autre ligne réunissant la pointe du nez à l'angle de la commissure externe. Faisant écarter ensuite les lèvres de la plaie, il a disséqué, de chaque côté de l'incision, les parois du sac. Il a terminé l'opération par un curettage soigneux.

Cette méthode, pratiquée aussi par quelques chirurgiens en Allemagne et à Vienne, a, d'après Müller (13), autant de valeur que la première.

« Un sac lacrymal à parois épaisses, dit-il, peut être enlevé vite et facilement même après son ouverture préalable ; un sac à parois minces, ouvert ou non, ne pourra être extirpé en totalité qu'avec la plus grande prudence, beaucoup de temps et de patience. » Il conseille cependant de toujours essayer d'abord d'enlever le sac intact.

Un sac incisé ne constitue plus un tout homogène et se déchire plus facilement. Les bords de l'ouverture, que l'on attire avec la pince, se détachent le plus souvent par petits lambeaux. Le sac n'ayant plus alors que des parois déchiquetées, perd son aspect anatomique qui le rend mieux reconnaissable et on a bien des chances de laisser quelques morceaux de muqueuse, étant donné surtout qu'il y a toujours un suintement hémorrhagique qui obscurcit le champ opératoire.

De plus, et c'est là la plus grosse critique que l'on fait à la méthode, la ponction fait sortir du sac une certaine quantité de pus toujours septique qui vient se répandre sur les tissus cruentés environnants. Ceux-ci s'en imprègnent pendant toute la durée de l'opération et, malgré les lavages antiseptiques consécutifs, la plaie court grand risque de s'infecter et plus tard des récidives peuvent apparaître.

Aussi a-t-on raison de considérer ce procédé comme un pis-aller. On doit d'abord tenter l'extirpation méthodique. Si elle est impossible, on fera alors la ponction et on tirera les plus larges morceaux que l'on pourra, en ayant soin de n'en point laisser.

Il sera prudent, dans ces cas, de suivre l'exemple de la plupart des chirurgiens, en faisant un curettage soigné de la gouttière. En Allemagne, la curette de Wolkmann joue un grand rôle. Muller gratte jusque dans le canal nasal avec un instrument approprié. D'autres passent le thermo-cautère.

C'est dire combien on cherche à ne laisser aucun lambeau de muqueuse. Et en effet là chose est importante.

Platner, nous l'avons vu au commencement de ce chapitre, insistait déjà pour que le sac soit enlevé en totalité.

Dans sa thèse, M. Rohrs cite une observation de Schreiber qui, dit-il, « est un exemple en faveur de la « nécessité d'exciser toute la muqueuse malade. Il s'agit « d'une hydropisie du sac. Malgré une hémorrhagie assez « forte, l'extirpation a été achevée avec la curette tran- « chante, mais un petit morceau de la paroi postérieure « est resté. La conséquence a été que la blessure n'est pas « arrivée à une guérison complète et qu'une fistule s'est « ouverte ensuite » (8).

M. Hesse (11) dit : « Il y a formation du pus, lorsqu'il « reste de petits morceaux de la muqueuse du sac lacry- « mal infecté. » Il nous raconte même que, à Berlin, dans les premiers temps qu'on extirpait le sac, pour mieux en connaître les parois et être plus sûr de les enlever en tota- lité, on fendait les canalicules lacrymaux et on introdui- sait ensuite dans la poche de petites boules de gaze iodo- formée que l'on comptait. « On a ensuite essayé, dit-il, d'injecter dans le sac, du plâtre liquide qu'on y laissait dur- cir. Par ce moyen on a eu l'avantage de pouvoir dégager plus facilement le sac devenu un corps solide. » Mais il ajoute qu'on est revenu de cette pratique parce qu'il arri- vait souvent que le sac fortement distendu crevait et que son contenu se répandait dans la plaie opératoire.

M. Terson recommande aussi de passer le thermo-cau- tère de façon à ne rien laisser.

M. Rollet, enfin, insiste tout particulièrement pour que

le sac soit extirpé en entier. C'est une des conditions du succès de l'opération. Il se sert aussi de la curette dans les cas difficiles, mais il partage l'avis de Groefe et de Wolkers qui disent qu'il ne faut l'employer qu'en dernier ressort, lorsque les tissus sont déjà dégénérés. « La curette produit des effets qu'on ne peut pas contrôler assez facilement à cause de l'hémorrhagie. »

Mais que penser enfin de ces hémorrhagies qu'on a tant incriminées ?

Il est certain que, dans tout tissu enflammé, il y a une hypérémie notable, mais ce ne sont jamais que de petites artérioles ou des veinules, incapables de produire « une hémorrhagie grave ».

D'un autre côté, nous avons vu que les anomalies étaient rares et que les vaisseaux qu'on pouvait rencontrer sur le sac étaient plutôt de minime importance. De simples tamponnements à la gaze iodoformée suffisent pour arrêter des hémorrhagies de cette sorte.

Il n'y aurait que le cas où on lèserait l'artère et la veine angulaires que la perte de sang pourrait être notable, mais, connaissant le rapport de ces vaisseaux avec le sac, il est facile de les éviter, et, si on suit bien la ligne d'incision telle que nous l'avons indiquée, on n'a rien à craindre. D'ailleurs une pince hémostatique et une ligature mettront vite le malade hors de danger.

Tous les chirurgiens allemands s'accordent à nier la gravité de ces hémorrhagies.

Le professeur Wolkers, pour ne citer que celui-là, dit (in thèse von Ammon) que, au moment où on libère le sac on a une hémorrhagie souvent très active, mais qu'elle s'arrête après un petit tamponnement sans qu'il soit nécessaire d'employer des ligatures. Et M. Terson, dans l'observation qu'il a publiée dans les *Archives d'ophtal- mologie* (8), dit que l'hémorrhagie est insignifiante et qu'elle cesse à l'aide de quelques tampons à la gaze iodo- formée. Nous connaissons l'avis de M. Panas que nous avons cité au chapitre premier.

Il est maintenant un point que nous avons omis à des- sein et dont il faut que nous parlions

Doit-on, une fois l'extirpation terminée, cautériser les points lacrymaux ?

Actius, déjà, spécifiait de ne pas oublier de cautériser dans le haut de la plaie « un petit pertuis d'où suinterait un liquide clair destiné à perpétuer la maladie », voulant désigner ainsi, sans doute, l'abouchement des canalicules.

Berlin recommande aussi de lier les points lacrymaux.

M. Rohrs, dans sa thèse, nous rapporte que le professeur Everbusch après chaque opération, cautérise les points lacrymaux, dans l'angle palpébral et que parfois il enlève en même temps la glande sous-orbitaire.

M. Paul Hesse nous dit aussi que Kuhnt cautérise avec l'anse galvanique les canalicules lacrymaux, du côté du sac extirpé, comme le faisait Actius.

M. Terson, enfin, s'exprime ainsi : « S'il paraît être resté un lambeau de la muqueuse, il ne faut pas hésiter à y porter le thermo-cautère, en cautérisant de plus l'ori- fice du canal nasal et celui des canalicules (28). »

On sait que l'occlusion complète des points lacrymaux est, en effet, une condition essentielle pour arriver à tarir les suppurations du sac. Velpeau, se basant sur ce fait, n'employait pas d'autre traitement que l'excision des con- duits lacrymaux et Tavignot ne faisait que la cautérisa- tion des points et des canalicules.

Il faut éviter l'accès des larmes dans le champ de cicatrisation, car celles-ci sont chargées des microbes des culs-de-sac de la conjonctive, qui, trouvant un terrain propice dans des tissus déjà malades, deviennent des agents continus d'irritation et d'inflammation. Mais pour arriver à ce but, est-il bien indispensable de cautériser ou ligaturer les canalicules?

Dans nos observations, on ne l'a pas fait et il n'y a eu qu'une seule récidive due à ce qu'on n'avait pu extirper bien nettement toute la paroi du sac. Dans les cas publiés par MM. von Ammon, Tokuso-Kimura, il n'est fait aucune mention de ce traitement et cependant il y a peu de mauvais résultats. Enfin M. Muller de Vienne dit en parlant de Berlin que « la ligature qu'il fit des conduits lacrymaux n'a qu'un intérêt purement historique ».

Il faut sans doute penser que les canalicules étant incisés au niveau de leur abouchement au sac, leur lumière s'affaisse, les bords cruentés s'accolent et se bouchent simplement par cicatrisation.

Ce qui est certain c'est que, chez un chien que nous avons opéré de l'extirpation, une injection de bleu de Bâle poussée par les deux points lacrymaux n'a pu passer dans le nez. De plus, en introduisant un fin stylet, on sentait nettement, à quelques millimètres du bord des paupières, une résistance produite par du tissu cicatriciel que nous avons pu constater à l'autopsie.

Nous ne pouvons cependant affirmer que cela se passe toujours ainsi, n'ayant opéré qu'un seul chien. Aussi nous nous garderons de désapprouver la cautérisation des conduits, qui est tout au moins une excellente opération préventive et une garantie de plus pour le succès.

CHAPITRE IV

INDICATIONS DE L'OPÉRATION

Dans quels cas pratiquerons-nous l'extirpation totale du sac lacrymal ?

« Si l'on songe, dit M. Panas, que la dacryocystite n'est
« jamais une et qu'elle diffère même dans ses diverses
« périodes, on conçoit que l'uniformité dans le traitement
« n'est guère de mise et qu'il faut être éclectique. »

Aussi, ne recommanderons-nous pas l'extirpation du sac systématiquement et à tout propos.

Nous passerons en revue les différents aspects pathologiques que nous présente la dacryocystite évoluant librement et à chaque stade caractérisé par des symptômes différents nous opposerons le traitement qui nous paraîtra le plus convenable et le plus approprié, ne donnant à l'extirpation qu'une préférence raisonnée et réellement méritée.

Prenons la dacryocystite à ses débuts, au moment où *l'œil est simplement humide* (*watery eye* des Anglais) où le vrai larmoiement n'existe pas encore. Le malade ressent des picotement continuels ; quand il lit ou travaille

J. VADON. 6

le soir, il éprouve une sensation de brûlure très pénible ; la photophobie est assez marquée, et, si le travail est soutenu, il survient de véritables douleurs dans le globe oculaire. La réfraction est normale et il n'y a pas de conjonctivite.

Ici l'hypérémie et le gonflement de la muqueuse des voies lacrymales sont tout à fait au début et le rétrécissement du canal nasal est certainement incomplet (Abadie).

Ce sont ces cas-là qui, si on peut les examiner à temps, sont le triomphe des injections antiseptiques et astringentes (formol 1/200, nitrate d'argent) ; de la dilatation douce et progressive à l'aide des sondes de Bowmann. La seringue d'Anel suffit le plus souvent à elle seule, mais la pratique simultanée d'un cathétérisme habile donne un succès encore plus certain.

Malheureusement, il n'est pas toujours facile de faire accepter ce traitement à une période où les malades ne sont que légèrement incommodés.

Plus tard, le *larmoiement* s'ajoute à tous les symptômes précédents. Il est continu, avec recrudescence le matin au réveil. Les agents irritants (vent, fumée, poussière) ne font qu'accentuer très désagréablement le flux des larmes qui coulent plus ou moins abondamment sur la joue. La plupart des malades se plaignent de sécheresse de la narine et quelques-uns ressentent de véritables douleurs névralgiques dans toute la moitié de la tête qui se trouve du côté du rétrécissement.

Ici le gonflement de la muqueuse est bien plus avancé, les replis deviennent très nombreux et réduisent de beaucoup l'espace destiné aux larmes : aussi se forme-t-il rapidement « un receptaculum où croupit et fermente la sécrétion avant de descendre dans le canal nasal » (de Wecker).

Qu'allons-nous faire dans ce cas ?

Il faudra d'abord chercher la cause du rétrécissement. Certains sont dus à la conformation particulière du nez, chez le type mongol par exemple et surtout chez le type juif.

D'autres sont dus à des traumatismes de la région nasale, aux fractures des os propres du nez, à des tumeurs (sarcomes, myxomes, cancer, exostose).

D'autres encore sont consécutifs à des diathèses syphilitiques ou tuberculeuses.

D'autres, enfin, ont pour origine des vices de réfraction (Javal).

Tous ces rétrécissements, cela va de soi, devront être chacun l'objet d'une thérapeutique particulière sur laquelle nous ne pouvons pas insister ici.

Il est d'autres rétrécissements sur lesquels nous porterons plus particulièrement notre attention, car ils sont bien plus fréquents, ce sont ceux qui sont manifestement secondaires à une inflammation de voisinage, oculaire ou nasale. Ceux qui, du côté de l'œil, sont dus à des ophtalmies purulentes ou granuleuses, à des kératites, des conjonctivites, des blépharites, etc. ; et, du côté du nez, à des congestions, des ulcères, des végétations, etc.

Il va sans dire que dans ces cas-là, on pourra obtenir quelquefois d'excellents résultats en s'attaquant d'abord à la lésion primitive. Des collyres pour l'œil ; des insufflations, des irrigations pour le nez, devront donc être essayés.

Mais les vraies guérisons sont rares, car l'inflammation

entraîne le rétrécissement, et le rétrécissement, en provoquant la stagnation des larmes qui contiennent des microorganismes infectieux, entretient l'inflammation. C'est un cercle vicieux difficile à enrayer qui nous amènera à agir sur la muqueuse du sac elle-même.

On essayera d'abord de faire l'antisepsie des voies lacrymales avec des injections de formol, de nitrate d'argent, assez souvent répétées.

Mais si ces tentatives n'amènent pas d'amélioration marquée on pratiquera, en même temps que les injections, le cathétérisme avec les sondes de Bowmann.

Cette dernière méthode a été pourtant assez souvent critiquée.

C'est qu'elle demande une grande légèreté de main et une pratique plus difficile à acquérir qu'elle ne paraît, de sorte que celui qui ne possède pas ces qualités, voit quelquefois l'inflammation s'accroître au lieu de diminuer ou, à la longue, survenir du tissu fibreux induré qui rendra l'atrésie plus rebelle, sinon inguérissable.

Nous lisons dans les Quatre agrégés que « les manœuvres maladroites du cathétérisme, en produisant la dénudation des os, peuvent aussi donner naissance à des ostéopériostites. »

M. Panas dit qu'on a vu des phlegmons orbitaires allant jusqu'à l'atrophie optique résulter d'un cathétérisme malencontreux.

Ce sont là, évidemment, des faits très rares qu'on ne peut reprocher à la méthode mais seulement à l'inhabileté de l'opérateur qui, ne se sentant pas bien exercé, devrait laisser ce soin à un oculiste plus expert.

Il y a encore un autre inconvénient qu'on lui reproche :

c'est l'appréhension que le manuel opératoire procure au malade et l'émotion que cette tige métallique plantée dans l'angle de l'œil produit sur l'entourage.

Cette considération cependant ne serait pas assez sérieuse pour condamner le procédé.

Une autre plus importante vient s'y ajouter ; c'est qu'une seule séance ne suffit pas à guérir la dacryocystite. Il faut des interventions multiples ; il faut répéter souvent les cathétérismes et cela pendant fort longtemps. Nous avons vu, aux consultations gratuites, des malades venir pendant six mois, huit mois et même plus. Ceci n'est pas un inconvénient sérieux si le malade appartient à une classe aisée et s'il peut, sans grand préjudice, se déranger de ses occupations, mais il n'en est plus ainsi chez l'ouvrier qui n'a que sa journée pour vivre et qui est obligé d'en distraire une bonne partie pour venir se faire sonder. Or, on sait combien la classe pauvre fournit de sujets atteints de cette affection.

Dans ces cas, il nous semble que l'extirpation du sac pourrait rendre de réels services. Au lieu de mettre six mois pour arriver à un résultat fort souvent douteux, il suffira de six jours pour obtenir une guérison certaine et durable.

Il est d'autres cas où l'extirpation est formellement indiquée.

C'est quand on est en présence d'une cataracte opérable, ou d'une poussée de glaucome et qu'il existe en même temps une dacryocystite. Comment oser enlever un cristallin ou faire l'iridectomie dans de pareilles conditions ? Quand on opère un œil dont les voies lacrymales fonctionnent normalement, il arrive quelquefois que malgré

tous les lavages, malgré toutes les précautions antiseptiques, les résultats sont détestables. Que sera-ce lorsque
l'œil est manifestement infecté par des colonies microbiennes ? Le lambeau cornéen, que l'on est obligé de faire
soit pour la cataracte, soit pour l'iridectomie, sera certainement atteint d'infiltration purulente et le phlegmon de
l'œil pourra même se produire.

M. Panas nous dit dans ses leçons sur les Kératites :
« Nous avons depuis longtemps remarqué que si l'opéra-
« tion de la cataracte par le procédé linéaire ou à lambeau
« a été pratiqué sur un œil pris de conjonctivite purulente
« ou de dacryocystite, le pus sécrété envahit d'abord les
« angles, puis les lèvres de la plaie cornéenne et bientôt
« s'épanche dans la chambre antérieure. Aussi, avons-
« nous soin, dans nos opérations de cataracte, de com-
« battre toute complication de conjonctivite ou de dacryo-
« cystite. »

La première condition sera donc de guérir celle-ci ; de
plus, il faudra choisir une méthode rapide. L'extirpation
du sac, seule, répondra à ces deux desiderata. Nous
publions d'ailleurs plus loin une très belle observation
où, dans un cas de ce genre, cette opération a donné les
meilleurs résultats. La dacryocystite était cependant
arrivée à un stade de plus et par conséquent les chances
d'infection étaient plus nombreuses.

Cependant, hormis ces cas particuliers où un malade
ne peut se soumettre à un long traitement, soit à cause de
sa position sociale, soit à cause d'une maladie conco-
mitante de l'œil qui nécessite une intervention rapide,
on doit toujours tenter les injections d'abord et pratiquer
ensuite le cathétérisme ; s'il a des inconvénients, il a aussi

à son actif de nombreuses guérisons, surtout dans les cas de *dacryocystite simple*, que nous envisageons dans ce paragraphe : c'est une excellente raison pour ne pas hésiter à l'utiliser.

Cependant, malgré tous ces cathétérismes prolongés et patients, le larmoiement ne guérit pas.

C'est que la muqueuse du sac ayant subi de nombreux tiraillements, il s'est formé un processus dégénératif qui en certains endroits a changé la muqueuse en tissu fibreux produisant des brides infranchissables. « Que la « sonde soit aseptique ou non, dit M. Terson fils (35), les « petites éraflures qu'elle cause tôt ou tard créent, avec « les microbes contenus dans les larmes, autant de petites « inoculations nécessaires qui donnent un tissu enflammé « chronique. »

Ces modifications survenues à la muqueuse du sac cons- tituent la *dacryocystite simple chronique*, n'apportant comme conséquence que le larmoiement, avec ses incon- vénients.

« Dans ce cas, ajoute encore M. Terson, on est très « souvent sûr de ne pas arriver à un résultat meilleur « en sondant indéfiniment et on ne pourra jamais l'être « de ne pas risquer d'aggraver un larmoiement simple. » C'est dire que vouloir s'obstiner à pratiquer le cathété- risme est non seulement inutile, mais dangereux. Si la sonde modifie la muqueuse comme le béniqué dans l'uré- thrite chronique (Chauvel) (34) ce n'est que dans le stade précédent de la dacryocystite, lorsque la muqueuse est simplement tuméfiée. Ici elle n'aura plus d'action.

Pour la remplacer, Stilling recommande la stricturo- tomie, procédé absolument comparable à l'uréthrotomie interne. Mais c'est là une pratique aveugle et plutôt brutale qui, de l'avis même de M. Panas, donne pas mal de récidives.

L'électrolyse, préconisée par M. Lagrange, a donné des résultats plus durables que le cathétérisme, mais rarement définitifs.

L'extirpation, au contraire, donne dans ces cas des guérisons parfaites. Nous n'avons aucune observation de ce genre, mais elles sont très nombreuses dans les ouvrages allemands que nous avons consultés. Schreiber, entre autres, cité par Panas, rapporte huit observations et M. Paul Hesse dans sa thèse nous dit que Kuhnt pratique cette opération dans le cas de « dacryocystites avec brides ».

Mais il peut se faire aussi que la muqueuse, au lieu de dégénérer en tissu fibreux, suive un processus inflammatoire qui nous fait arriver au nouveau stade de la dacryocystite, le *catarrhe muqueux*, auquel sont souvent joints : *tumeur lacrymale*, ou *mucocèle*, ou *empyème subaigu*.

Outre le larmoiement, on constate alors une saillie du sac plus ou moins marquée dans la région lacrymale. Celui-ci a été peu à peu distendu par le mucus que le rétrécissement a retenu dans la poche. La saillie, le plus souvent grosse comme un petit pois, pouvant être bilobée, en gourde comme le présentait le malade de l'observation IV, a une couleur normale. En la pressant avec le doigt, on fait passer le contenu soit dans la poche soit dans le lac lacrymal, par les canalicules, soit vers les fosses nasales, par le canal nasal. Quelquefois il est impossible d'évacuer le mucus ni d'un côté, ni de l'autre, c'est qu'il se trouve enfermé entre deux obstructions, ou bien qu'il est trop épais pour pouvoir sortir. La tumeur se nomme alors mucocèle.

L'anatomie pathologique nous montre ici une muqueuse ectasiée, tantôt épaisse, tantôt mince, hypérémiée mais dont l'inflammation revêt un caractère de chronicité.

Le mucus, épais au commencement de la dilatation, « devient plus fluide, s'éclaircit, montre dans sa masse quelques rares filaments et, dans la mucocèle, prend les caractères d'un blanc d'œuf peu consistant » (de Wecker).

Enfin on constate souvent alors, attachées aux parois du sac, de petites productions polypeuses, saignant facilement et qui sont de nouvelles preuves d'une évolution chronique.

C'est précisément cette marche silencieuse, sans poussées bruyantes, qui fait que beaucoup de gens passent leur existence à presser sur le sac, sans employer aucun autre mode de traitement.

Mais, sans vouloir parler des erreurs d'une pareille pratique, ni du suintement continuel des larmes sur les joues, disons seulement qu'il est très imprudent de garder en communication avec l'œil un réservoir plein de microbes, peu virulents si l'on veut, mais susceptibles de le devenir brusquement, comme nous le verrons tout à l'heure.

L'œil se trouvera donc toujours menacé et il sera prudent d'éloigner le danger.

C'est ici d'ailleurs que l'extirpation donne les plus brillants résultats, qu'elle est vraiment l'opération de *choix*. Tous les auteurs s'accordent à le reconnaître. Nous connaissons l'opinion de Panas à ce sujet. « On conçoit, dit-il, « que dans le cas où le sac est transformé en kyste muco-

« purulent avec adjonction d'autres éléments patholo-
« giques (polypes), l'extirpation constitue le mode de
« traitement le plus prompt et le seul efficace. »

M. Terson (18) se range au même avis et dit que l'extirpation est dans ces cas « la vraie cure radicale ».

En Allemagne et à Vienne les observations abondent.

Schreiber a opéré de cette façon trente-huit dilatations
simples. M. Rohrs publie trois observations ; M. Tokuso,
sept.

Nous-même, nous présentons, à la fin de ce travail,
quatre observations de tumeurs lacrymales traitées par
l'extirpation. L'observation IV seule n'a pas donné de
bons résultats ; c'était un sac à parois minces et friables
qui n'ont pas permis la dissection méthodique, et dont un
lambeau a sans doute échappé à l'excision. Tous les autres
cas ont été parfaitement guéris.

Devant ces nombreuses assertions, nous nous dispense-
rons de discuter longtemps les autres traitements employés.

M. le professeur Monoyer a cependant obtenu quelques
guérisons en excisant la paroi antérieure du sac et en
faisant ensuite des injections de sulfite de soude.

La compression employée fréquemment aujourd'hui ne
donne que des résultats incertains.

Nous en dirons autant de l'électrolyse et du massage.

Nous aurons cependant recours à ces procédés, lorsque
la poche, à la suite de plusieurs poussées phlegmoneuses,
aura contracté des adhérences avec la peau. M. Terson
n'admet plus l'extirpation « qui exigerait de trop grands
délabrements et où la dissection du sac serait trop difficile ».

Mais il n'est pas toujours facile d'engager le malade à se faire opérer. Peu incommodé par sa tumeur qu'il vide à chaque instant par la pression, ou qui reste indolente, il temporise toujours jusqu'à ce que se déclarent des phénomènes inflammatoires aigus et que la *dacryocystite phlegmoneuse*, appelée encore : empyème aigu, abcès du sac, apparaisse enfin.

On sent alors, dans l'angle interne de l'œil, une tumeur volumineuse, tendue, beaucoup moins dépressible que précédemment. La peau qui la recouvre prend une teinte rouge érysipélateuse qui, ajoutée à d'autres phénomènes tels que : fièvre, douleur, gonflement, peut faire penser quelquefois à l'érysipèle même. D'ailleurs, toute la région est œdématiée et souvent l'infiltration atteint les paupières, la racine du nez et le front. Il y a ce que M. Rollet appelle de la péridacryocystite.

Très souvent ces phénomènes aigus disparaissent peu à peu, soit qu'on soit intervenu thérapeutiquement, soit que l'inflammation ait cessé d'elle-même.

Quelque temps après ils apparaissent encore, puis se modifient.

Pendant ces phases à allures subaiguës on se trouve en présence de la *dacryocystite purulente simple*. Les sécrétions que contient le sac lacrymal se sont modifiées, le liquide filant avec ses filaments blanchâtres de la tumeur lacrymale fait place à du pus ; l'inflammation des parois ectasiées ou non devient plus profonde, tout en conservant un certain caractère de chronicité.

Ici, les injections et la sonde ne seront, pas plus que dans l'ectasie du sac, d'une bien grande utilité.

Le curettage a, paraît-il, donné de bons résultats, mais

il n'est pas assez précis, comme la thermo-cautérisation d'ailleurs.

On connaît les reproches qu'on fait à cette dernière méthode. Outre ce manque de précision qui fait que « le fer rouge peut dépasser quelquefois le but par une cautérisation trop profonde, comme aussi ne pas l'atteindre » (Tavignot), le thermo-cautère inspire aux malades une très grande crainte. De plus, « lorsque le contact du fer rouge se prolonge un peu au delà du temps nécessaire, il donne constamment naissance à une cicatrice enfoncée qui imprime au grand angle de l'œil une déviation disgracieuse » (de Wecker) et le même auteur ajoute « qu'un des plus sérieux inconvénients est l'inflammation du tissu cellulo-graisseux de l'orbite et le phlegmon de l'œil auxquels la cautérisation peut donner lieu, lorsqu'elle a porté trop profondément et qu'une antisepsie rigoureuse n'a pas suivi l'opération ».

Les caustiques sont passibles des mêmes reproches et les méritent mieux. Non seulement on ne peut régler et préciser leur action, malgré toutes les précautions et tous les spéculums ad hoc ; non seulement ils laissent une laide cicatrice, mais ils ont encore le grand défaut d'être douloureux.

Un procédé bien meilleur est le galvano-cautère, dont le rhéophore peut être introduit à froid dans la plaie, peut être recourbé comme on veut, peut agir sur des points désignés et qui n'a rien d'effrayant pour le malade. Mais combien sont rares les appareils de galvanocaustique qui fonctionnent bien !

L'extirpation, d'ailleurs, est certainement supérieure à tous ces procédés dans le cas présent où les tissus voi-

sins du sac ne sont pas encore envahis par l'inflammation,
On mettra tous ses soins cependant à bien disséquer la
poche et à l'extirper entière. C'est ici surtout que le
dernier temps de l'opération, c'est-à-dire l'incision au
niveau du canal nasal, devra être rapide, de façon à ce
qu'il tombe le moins de pus possible dans la plaie.

M. Tokuso-Kimura cite trois observations de dacryocystites purulentes simples suivies de guérison, et Schreiber 17 cas, parmi lesquels quelques sacs fongueux avec
productions polypeuses entretenant une suppuration
interminable. — Tous ont été guéris.

Mais les phénomènes aigus, à force de se répéter, finis-
sent par persister une bonne fois ; c'est alors la *dacryocystite phlegmoneuse*. A cette période où nous sommes
en présence de phénomènes bruyants, d'œdème, d'inflammation aiguë du sac et des tissus environnants, on
ne pourra guère penser à une dissection méthodique de la
région. La muqueuse tout entière, infiltrée de pus, tom-
bera en lambeaux ; et lors même qu'on réussirait à
enlever la totalité du sac, il resterait toujours les tissus
voisins contaminés qui, malgré une désinfection minutieuse avec des solutions antiseptiques, garderont toujours
quelques colonies microbiennes, causes plus tard de
nombreuses récidives.

Le traitement de choix sera ici le même que celui
qu'on emploierait pour un abcès chaud ordinaire ; c'est du
reste un abcès chaud du sac qui s'est propagé aux tissus
environnants. M. Rollet recommande d'avoir recours à
l'incision, au curettage et à la thermo-cautérisation.

Ces deux dernières méthodes qui étaient critiquables
dans la dacryocystite purulente simple où il fallait localiser

l'intervention sur un organe seul enflammé, l'emportent ici où il faut agir d'une façon moins précise, sur des tissus purulents et qui se confondent dans une hypérémie intense. D'ailleurs dans ces cas le curettage est une sorte d'extirpation du sac faite à l'aveugle.

Quelquefois, la dacryocystite phlegmoneuse se complique de *fistule*.

C'est que l'inflammation du sac n'a fait que s'accroître ; le pus est devenu beaucoup plus virulent ; l'abcès s'est ouvert à travers les parois du sac et le tissu cellulaire ambiant et a fini pas perforer la peau.

Le pus étant évacué ainsi au dehors, on a vu quelquefois, au bout d'un certain temps la fistule se fermer et la dacryocystite guérir. Maître Jean (1707) en cite quelques cas.

Le plus souvent, malheureusement, à la suite de plusieurs poussées aiguës, survenant à des intervalles plus ou moins éloignés, la fistule ne se ferme plus.

Le pus décolle la peau dans des directions variées et il se fait jour, soit par plusieurs ouvertures (fistules multiples), soit par une seule (fistule simple) pouvant être plus ou moins large.

Dans le traitement de ces fistules, nous distinguerons deux cas:

1° Les tissus qui environnent le pertuis sont en pleine période inflammatoire aiguë ;

2° Tout est rentré dans l'ordre ; il sort du pertuis un mucus clair, n'ayant aucun rapport avec du pus ; la fistule est à l'état chronique.

Dans le premier cas, le traitement sera sensiblement le même que celui employé déjà dans la dacryocystite phlegmoneuse : incision, curettage, thermo-cautérisation, drainage, pansements antiseptiques souvent renouvelés. Jamais de réunion par première intention, car en outre du danger des récidives, la peau œdématiée se laisse couper par les fils.

Dans le second cas, le traitement changera selon qu'on sera en présence d'une fistule simple large, de fistules multiples, ou d'une fistule simple étroite (fistulette).

Pour la fistule large, et les fistules multiples, ordinairement compliquées de décollements cutanés étendus, de fongosités volumineuses, on emploiera le curettage accompagné ou non de la thermo ou galvano-cautérisation. On pourra mettre en pratique aussi le principe posé par de Wecker, que « toute fistule lacrymale se ferme spontanément dans l'espace de quelques jours lorsqu'on fait longuement communiquer le sac lacrymal avec le sac conjonctival au moyen du débridement ». On débridera donc le ligament palpébral interne (tendon direct de l'orbiculaire); on introduira aussi des sondes de Bowmann en se bornant aux numéros 2 et 3 et on pratiquera des injections antiseptiques.

Le clou de Scarpa et la canule de Dupuytren n'ont plus aujourd'hui qu'un intérêt historique.

Quant à l'Extirpation, elle a été peu employée dans ces cas à cause des décollements étendus, des fongosités volumineuses dont nous avons parlé, et de cette sorte de tissu parcheminé, brunâtre, aminci qui, ordinairement, accompagnent ces sortes de fistules et empêchent la réunion des bords de l'incision tout en prédisposant aux récidives.

Il n'en sera plus de même pour les fistulettes, qui, de l'avis de M. Delens (26), « résistent aux traitements avec une persistance désespérante ». L'Extirpation donne au contraire, ici, les meilleurs résultats.

En effet dans ces fistules sans réaction inflammatoire où la peau a été peu ulcérée, la réunion se fait parfaitement si le sac a été totalement enlevé et la plaie bien désinfectée. De nombreux cas ont été publiés en Allemagne. Schreiber, cité par Panas, en publie neuf et nous-même, dans l'observation III, en présentons un cas. M. Terson qui a traité quelques fistules de ce genre par cette méthode, nous dit (18) que « l'extirpation du sac, aussi parfaite que possible, constitue, en dernière analyse, seule ou unie à la cautérisation, la vraie cure radicale des fistules lacrymales et des tumeurs lacrymales rebelles ».

La carie ou la nécrose des os sur lesquels repose le sac a été signalée comme le dernier stade de la dacryocystite. Mackenzie et les anciens auteurs admettent que, sous l'action incessante du pus et chez certains individus prédisposés, il peut survenir une ostéo-périostite qui amène la carie des os propres du nez, surtout de l'unguis et du cornet inférieur. Mais, dit M. de Wecker, on a bien souvent pris pour effet du mal ce qui en est une cause puissante. Ce ne sont pas toujours les voies lacrymales qu'il faut incriminer, quoique l'on observe parfois des cas de tuberculose ou de syphilis primitive du sac, mais les os eux-mêmes atteints les premiers de ces affections, qui amènent consécutivement et entretiennent le catarrhe ou la fistule.

Dans ces cas, on emploiera d'abord le traitement médical : toniques et huile de foie de morue ; mercure et iodure de potassium, et si aucune amélioration ne survient on pratiquera, comme Kuhnt, Muller, le recommandent, l'extirpation du sac suivie d'un profond curettage.

C'est dans les cas où il existe d'importants délabrements inflammatoires de la région du sac que l'on aura recours à la création des voies artificielles.

CHAPITRE V

RÉSULTATS IMMÉDIATS ET ÉLOIGNÉS
EXPÉRIMENTATION

Les résultats immédiats sont excellents quand l'opération a été bien pratiquée, c'est-à-dire quand on a méthodiquement disséqué le sac, qu'on a veillé à ce qu'il ne reste aucun lambeau, qu'il s'est peu échappé de pus dans la plaie et que toutes les précautions antiseptiques ont été prises.

Chez les malades de nos cinq observations, la cicatrisation complète a eu lieu en moyenne au bout de neuf jours. Dans deux cas il y a eu réunion secondaire : mèche de gaze iodoformée et pansement compressif (obs. III, IV et V). Dans les trois autres cas on a pratiqué la réunion immédiate.

Si nous consultons les nombreuses observations consignées dans les thèses allemandes, nous voyons dans celle de M. von Ammon, par exemple, que la durée du traitement a été en moyenne de dix jours. Dans celle de

M. Tokuso, nous voyons que dans onze cas, la cicatrisation a été obtenue au bout de huit à dix jours ; dans cinq cas au bout de quinze à vingt jours ; enfin dans trois cas, « la cicatrisation a été contrariée par la formation d'un abcès ».

Quant aux résultats éloignés, ils sont aussi très satisfaisants.

Deux des malades ont été revus environ un mois et demi après l'opération, par M. Rollet. C'étaient ceux des observations II et III entrés à l'hôpital, le premier pour un catarrhe du sac, le second pour une dacryocystite compliquée de fistulette.

A ce moment-là le larmoiement avait disparu à peu près complètement et la cicatrice était imperceptible. Nous avons revu nous-même à la fin d'octobre 1896, c'est-à-dire sept mois après, le malade de l'observation II. L'œil du côté opéré ne diffère aucunement de l'autre ; il est aussi joli et aussi brillant. Il faut être averti et regarder soigneusement la région du sac, pour remarquer la petite cicatrice due à l'incision faite à cet endroit.

En l'interrogeant, il répond que son œil a continué de pleurer pendant une quinzaine de jours après sa sortie de l'hôpital, mais que cet inconvénient a cessé peu à peu. Il se plaint cependant que sous l'influence du vent, du froid, de la fumée, l'œil du côté opéré pleure plus que l'autre. Mais dans les conditions normales, il n'est gêné par aucun larmoiement ; il vaque parfaitement à ses occupations et les veillées du soir ne le fatiguent pas.

La narine du côté où le sac a été extirpé est aussi humide que celle de l'autre côté. Il n'a jamais été incommodé par cette sécheresse dont parlent quelques auteurs et qui ne serait due qu'à de la rhinite.

Nous avons voulu savoir aussi comment allaient les autres malades et nous avons écrit à chacun d'eux.

Une seule de nos lettres est restée sans réponse, c'est celle que nous avons adressée à la malade de l'observation V qui, exerçant la profession de domestique, n'a pas de domicile fixe.

Les autres se déclarent très satisfaits du résultat de l'opération.

Le malade de l'observation I, en particulier, qui avait été opéré de la cataracte trente-quatre jours après l'extirpation dit qu'il voit bien de son œil, qu'il est « très joli et ne pleure plus ».

Cette observation est précieuse. On sait combien un œil opéré de cataracte est susceptible de s'infecter pour peu qu'il y ait la moindre colonie microbienne. Le succès d'une opération de cataracte répond donc de l'état aseptique de l'œil. Dans le cas particulier ce succès est la meilleure preuve de la complète guérison de la dacryocystite et le meilleur témoin pour affirmer l'efficacité du traitement par l'Extirpation.

La malade de l'observation IV, cependant, nous écrit que « tous les quinze ou vingt jours s'agglomère de la pourriture qui grossit et qui crève en produisant un soulagement ».

C'est une récidive de tumeur lacrymale, due sans doute à ce qu'il était resté un lambeau du sac dans la plaie.

En somme, hormis ce cas, où le sac étant mince et friable, rendait la dissection très difficile, les résultats de l'Extirpation sont excellents :

1° Au point de vue esthétique, qui peut avoir parfois

son importance, les résultats sont parfaits, surtout si on emploie la suture intra-dermique ;

2° Au point de vue fonctionnel, on peut dire qu'au bout de dix jours, toute inflammation a disparu et qu'après quinze ou vingt jours il n'y a plus de larmoiement.

Le malade se plaint, il est vrai, que sous l'influence d'un agent irritant son œil pleure beaucoup plus que l'autre. Mais ce n'est qu'un larmoiement éventuel, très supportable, qui a aussi bien son inconvénient pour l'œil normal.

Quelquefois cependant, si nous en croyons quelques observations allemandes, on voit subsister un épiphora durable ; la dacryocystite est cependant bien guérie et conjonctive et cornée sont parfaitement nettes. C'est que, dit M. Terson (35), il y a des cas où « le larmoiement ressort bien plus d'une lésion fonctionnelle de la glande que de l'obstruction du rétrécissement ou de l'infection lacrymo-nasale, qui sont cependant le plus souvent cause de tout ». L'épiphora serait alors dû à un « hyperfonctionnement de la glande lacrymale et on n'en délivrera le malade qu'en faisant l'Extirpation de la portion orbitaire ou palpébrale de cette glande.

Mais, de l'avis même de Kuhnt qui a enlevé 182 sacs lacrymaux, cette persistance d'un épiphora est exceptionnelle et il sera rarement nécessaire d'avoir recours à l'Extirpation de la glande orbitaire ou palpébrale.

« D'ailleurs, lors même qu'il persisterait un peu d'épiphora, dit Fuchs, qu'importe si à ce prix les patients sont délivrés d'une cavité suppurant sans cesse, qui les expose au danger permanent de gagner des abcès de la cornée et qui d'ordinaire, donne de temps en temps lieu à des phlegmons aigus. »

Nous ferons remarquer, en outre, que l'écoulement de larmes normal ne peut produire aucun désordre du côté de l'œil comme la stagnation ou l'écoulement de larmes contenant des microorganismes venant du sac.

Il se produit quelquefois aussi des récidives. Nous en avons constaté un cas chez nos malades. Le plus souvent elles sont dues aux difficultés qu'on éprouve à disséquer complètement le sac ; celui-ci, en effet, peut être adhérent à la peau, peut avoir des parois friables, conditions qui rendent l'opération assez difficile.

Elles peuvent être dues aussi au pus qui se répand dans la plaie quand le sac crève, ou quand, aux derniers temps de l'opération, on n'excise pas la portion inférieure du sac avec assez de célérité.

M. Paul Hesse cite un cas où la récidive était due à une affection tuberculeuse de l'apophyse montante du maxillaire chez un malade déjà opéré pour une tuberculose osseuse de l'articulation du coude.

On a signalé enfin l'ectropion survenu après l'Extirpation.

Platner avertissait ses contemporains de la possibilité de cet accident : « *Magna vero cura habenda est, ut, pars quædam cutis, quæ in oculi angulo palpebræ inter se committuntur, integra relinquatur. Nam si illa præciditur, oritur ectropion, quod nulla curatio restituere potest.* »

Mais, hormis le cas du professeur Wolkers, qu'il attribue aux tiraillements cicatriciels pouvant s'exercer sur la paupière inférieure, nous n'en connaissons pas d'autre exemple.

Ainsi, dans les résultats éloignés on peut rencontrer de la persistance du larmoiement, des récidives inflammatoires, et l'ectropion. Mais il faut savoir que tous ces cas défavorables réunis surviennent à peine dans le dix pour cent des extirpations.

Quelle est la méthode qui puisse revendiquer de pareils résultats ?...

EXPÉRIMENTATION

Par l'extirpation du sac lacrymal, on détruit les voies d'écoulement des larmes ; le larmoiement, déjà existant par suite de la dacryocystite, devrait être accru et rester indéfini. Nous avons vu qu'il n'en était rien et qu'au contraire, au bout d'un certain temps tout rentrait dans l'ordre normal ; il n'y avait plus d'épiphora !

Que s'est-il donc passé ?

Beaucoup de chirurgiens qui, tout en employant d'autres procédés que l'Extirpation recherchaient le même but : empêcher le flux lacrymal de pénétrer dans les voies d'excrétion, se sont posé la même question.

Magne (1862), qui oblitère le sac à l'aide de la cautérisation par le beurre d'antimoine, nous dit : « La question de l'épiphora consécutif pourrait seule faire rejeter une méthode aussi bonne. Vous détruisez le sac, que deviennent les larmes ?... Or, j'établis ce fait que la sécrétion lacrymale *s'amoindrit de manière notable, sinon de jour en jour, du moins de mois en mois.* Ce résultat, qu'on a pu considérer tout d'abord comme antiphysiologique, est maintenant reconnu et admis par tous les chirurgiens qui ont pratiqué l'oblitération du sac. »

La plupart des auteurs se bornent à constater le fait de la disparition de l'épiphora, mais sans oser expliquer pourquoi. « C'est un *fait* et voilà tout », concluent : Tavignot (37) qui excise les conduits et plus tard les oblitère, Blot (38), Guépin (39) qui emploient aussi ce dernier procédé !

Seidl cependant, cité par Magne, fait deux hypothèses dignes de remarque : *Soit que la glande lacrymale s'atrophie*, dit-il, *soit que la plus grande partie du liquide sécrété s'évapore* à la surface de l'œil, l'épiphora, suit rarement l'opération de l'oblitération du sac ».

Enfin, en 1851, Desmarres soutient avec Hyrtl que la *glande lacrymale n'a qu'un rôle secondaire et ne sécrète qu'accidentellement.*

Nous allons reprendre nous-mêmes le problème et nous verrons ce qu'il y a de vrai dans ces diverses théories.

Nous voudrions d'abord prouver que le sac a des relations très étroites avec la glande lacrymale.

Les filets nerveux qui viennent au sac, « très ténus, d'une dissection difficile » et trop imparfaitement connus, ne nous permettent pas d'affirmer la chose par des considérations anatomiques, il est certain cependant que l'innervation des deux organes provient d'une même branche.

Mais la physiologie pathologique nous permettra de mieux le démontrer.

On sait qu'un grain de sable sur la conjonctive oculaire ou palpébrale cause un larmoiement abondant : une simple conjonctivite produit le même phénomène.

De même, l'irritation de la pituitaire par des vapeurs

ammoniacales, ou l'huile essentielle de moutarde, provoque, par voie réflexe, une hypersécrétion lacrymale. Dans le rhume de cerveau vulgaire il existe très souvent du larmoiement.

« La relation réciproque n'est pas moins vraie, dit Fuchs dans son traité d'ophtalmologie, car l'action d'une lumière vive provoque l'éternuement, ce que l'on voit particulièrement chez les enfants atteints de photophobie, qui éternuent dès que l'on cherche à leur ouvrir les yeux pour les examiner. »

Il est donc évident que la conjonctive d'une part et la pituitaire de l'autre sont en relations intimes avec la glande lacrymale. Or, la muqueuse des voies lacrymales n'est en haut que la continuation de la conjonctive et en bas, de la membrane de Schneider ; elle aura forcément aussi des connexions étroites avec la glande. L'état de l'un se répercutera sur l'état de l'autre.

L'irritation du sac provoquant l'hypersécrétion de la glande lacrymale ne peut d'ailleurs être mise en doute. M. Terson (35) nous dit ; « par suite de l'irritation du sac, il y a une hypersécrétion réflexe qui réduit les voies lacrymo-nasales à la même impuissance que quand on pleure à la suite d'émotion : la glande fonctionne pathologiquement » et M. Panas (17) : « Ce que l'on doit admettre, dit-il, c'est l'exagération de la sécrétion, par des réflexes ayant pour siège la conjonctive, la cornée et *surtout le sac* plus ou moins enflammé. »

Et il ajoute :

« La preuve en est dans la cessation de l'épiphora sitôt qu'on parvient à guérir la dacryocystite, soit par le cathétérisme, soit en modifiant ou enlevant le sac. »

J. VADON.

9

Ce dernier paragraphe vient hâter nos déductions.

Etant donné que l'inflammation du sac retentit sur les fonctions de la glande ; puisque ces deux organes se modifient parallèlement, il est tout naturel que toute irritation disparaissant par le fait de la destruction du sac lui-même, la glande revienne à ses fonctions normales.

Mais la glande fonctionnant normalement sécrète tout de même. Que deviennent alors ces larmes, puisqu'il est bien admis que les voies d'excrétion sont détruites et bouchées ?

Régulièrement, elles devraient s'accumuler dans le cul-de-sac de la paupière inférieure et nous devrions encore constater de l'épiphora. Au bout de quelque temps au contraire nous n'en voyons plus trace.

Beaucoup d'auteurs admettent aujourd'hui, pour expliquer ce phénomène, la théorie de Desmarres et de Hyrtl dont nous avons déjà dit un mot.

Ces chirurgiens, se basant sur les expériences de Harpin, de Dariel, etc., qui prouvaient que même après l'extirpation de la glande lacrymale l'œil était toujours humide, en ont conclu que celle-ci ne jouait qu'un rôle secondaire dans la sécrétion des larmes. Pour eux les glandes sous-conjonctivales (glandes de Krause, etc.) suffisent, en temps normal, à lubrifier l'œil.

Ils nient la sécrétion continue de la glande lacrymale. « Sa structure se rapprochant tout à fait des glandes salivaires, elle ne sécrète comme elles que périodiquement, en vertu de cette loi physiologique, que toutes les glandes sécrétantes ne fonctionnent qu'à la suite de l'irritation des surfaces sur lesquelles elles versent leur produit. » (Desmarres (40)). Elle constitue « une sorte d'appareil de réserve destiné à fournir un flot de liquide abondant et se renouvelant toujours toutes les fois que la conjonctive irritée l'appelle à son secours pour expulser le corps étranger qui la gêne. »

« Dans les cas ordinaires, la glande reste inerte, laissant à la conjonctive le soin de fournir, par elle-même, le liquide propre à tenir l'œil humide, ou du moins n'y prenant qu'une part insignifiante. »

D'autre part nous lisons dans l'article de M. Warlomont (41) : « Quand l'inflammation de la conjonctive entretenue par celle du sac, que l'opération (thermocautérisation) a fait disparaître, est venue à cesser, la sécrétion de cette muqueuse, larmes et mucosités, rentrant dans les conditions normales, ne produit guère plus de larmes que n'en peut entraîner *l'évaporation qui se fait à sa surface* ».

Pour cet auteur, l'évaporation qui se produit à la surface de l'œil suffirait donc à empêcher l'épiphora.

Nous avons vu que Seidl avait déjà émis cette hypothèse. Bien d'autres auteurs l'ont d'ailleurs adoptée. Nous ne discuterons pas ces théories qui sont vraiment très ingénieuses et captivantes mais qui, à notre avis, manquent de bases sérieuses. Voici d'ailleurs ce qu'en pense M. Richet : « Avec tout le monde, dit-il, j'admets l'efficacité et l'utilité de l'exhalation qui s'effectue à la surface de la conjonctive, comme de toutes les muqueuses, mais il me répugne de penser que tout l'appareil lacrymal soit un hors-d'œuvre inutile, une superfluité. »

Nous avons pensé que, pour élucider la question, rien ne valait mieux que de nous adresser à *l'expérimentation*.

Nous avons pratiqué l'extirpation du sac lacrymal sur un chien et nous l'avons sacrifié au bout de quatre mois et demi.

L'opération sur le chien n'est pas difficile, mais elle présente des inconvénients qu'on ne rencontre pas chez l'homme à cause des considérations anatomiques suivantes :

La portion qui correspond au sac de l'homme n'est pas ici un sac à proprement parler. C'est un conduit muqueux absolument impossible à différencier, en bas, de la portion qui se trouve dans le canal nasal. En haut, on ne voit pas de coupole ; la paroi muqueuse se divise directement en deux sous le tendon de l'orbiculaire pour former les canalicules lacrymaux ; ceux-ci, faisant un léger coude, mais pas d'angle droit, vont s'implanter sur les bords libres des paupières : l'aspect est celui d'une fourche à deux branches dont les cornes seraient un peu déviées.

La portion en dehors du canal nasal et correspondant au sac est d'ailleurs très minime. Il n'y a pas de gouttière lacrymale ; en revanche le canal nasal est très long et sa paroi antérieure est très développée. Sur le squelette, l'ouverture supérieure, au lieu de se trouver, comme chez l'homme, sur la base même de l'orbite et plutôt en avant, est ici au contraire dans l'orbite même, à 3 ou 4 millimètres de la base qui forme un biseau osseux assez épais.

En somme, le sac n'est pas aussi facilement abordable que chez l'homme et pour l'extirper il faudra enlever cette épaisse paroi osseuse derrière laquelle il se trouve.

Voici d'ailleurs comment nous avons procédé :

Le chien, que nous devons à l'obligeance de M. le professeur agrégé Doyon, était noir, de taille moyenne et avait environ quatre ans.

Après avoir anesthésié l'animal nous avons poussé dans les deux canalicules lacrymaux une injection d'eau boriquée colorée avec du bleu de Bâle. Elle est très bien sortie chaque fois par les narines.

Les conduits n'étaient donc pas bouchés.

Cette vérification faite, nous avons rasé le champ opératoire de l'œil droit et avons fait une incision de 3 centimètres, partant du milieu du bord inférieur du tendon de l'orbiculaire et venant se terminer à un demi-centimètre du trou sous-orbitaire qu'on sent au toucher. La peau coupée, nous avons rencontré au bas de notre ligne d'incision la veine et l'artère angulaires, assez importantes et nous les avons sectionnées entre deux ligatures au catgut. Nous avons alors incisé le périoste et l'avons ruginé. Puis à l'aide de la gouge et du maillet que nous faisions jouer dans la direction du trou sous-orbitaire, nous avons enlevé l'épaisse paroi osseuse dont nous avons parlé. Nous avons trouvé alors, au-dessous, un conduit muqueux rougeâtre, plutôt mince. Nous l'avons d'abord sectionné en bas, à 1 centimètre du rebord de l'orbite. Nous l'avons ensuite disséqué en haut, sans difficulté d'ailleurs, jusqu'à ce que nous soyons arrivé à la portion homologue du sac humain. Nous avons alors dégagé minutieusement cette portion et nous l'avons excisée un peu au-dessus de la naissance des canalicules.

La longueur de la portion muqueuse enlevée était d'environ 1 centimètre et demi. Nous n'avons donc pas extirpé que le sac ; une assez grande partie du conduit nasal a été excisée en même temps. C'était peut-être inutile, mais c'était plus sûr pour nos résultats.

En terminant, nous n'avons pas suturé le périoste ; nous nous sommes contenté après un lavage abondant de sublimé, de fermer la plaie avec trois fils métalliques, de saupoudrer avec l'iodoforme et de mettre un petit pansement à la gaze que nous avons fait tenir à l'aide de collodion.

Nous avons fait cette opération le 17 juillet 1896.

Le 22, nous avons enlevé les fils et le 27, le pansement a été retiré. A ce moment, la cicatrisation est parfaite et très peu apparente.

1er août. — On constate un épiphora marqué à droite.

10 août. — Le larmoiement a beaucoup diminué.

24 août. — L'œil droit paraît plus humide que le gauche, mais les larmes ne s'écoulent plus du tout au dehors.

0 novembre. — Nous pratiquons une injection de pilocarpine. Le chien vomit beaucoup et est tout mouillé de sueur. Les yeux pleurent. OD semble laisser échapper au dehors des paupières un peu plus de larmes que OG. Mais la différence est si minime que nous n'osons l'affirmer catégoriquement. Ce qui était plus frappant, c'était un cercle de larmes dû à l'accumulation de celles-ci dans le cul-de-sac de la paupière inférieure.

3 décembre. — Nous sacrifions le chien. Avec une seringue d'Anel, nous injectons par les points lacrymaux de l'œil droit une solution aqueuse de bleu de Bâle.

L'injection dans le canalicule lacrymal supérieur reflue vers la seringue, il ne passe rien non plus par le canalicule inférieur.

Nous introduisons alors dans chacun de ces canalicules un mince stylet mousse. A 4 ou 5 millimètres du rebord de la paupière on sent une résistance. Il est impossible de pénétrer plus loin. En nous servant alors des stylets comme guides, nous disséquons les conduits et nous trouvons chacun d'eux bouché par du tissu cicatriciel.

La gouttière que nous avions formée cinq mois auparavant avec la gouge est comblée par du tissu fibreux compact. Le canal nasal a complètement disparu.

Nous pratiquons ensuite la dissection des glandes lacrymales.

Elle est facile, grâce à une assez grande échancrure que présente normalement le chien sur la paroi supéro-externe de l'orbite.

Les glandes lacrymales nous présentent l'aspect de glandes en grappes aplaties. La glande de OG présente une coloration rose pâle ; celle de OD rappelle la teinte feuille-morte. La première mesure 14 millimètres dans l'axe antéro-postérieur et 9 millimètres dans l'axe transversal.

La seconde mesure 12 millimètres dans l'axe AP et 8 dans l'axe transversal.

Nous les avons ensuite disséquées avec précaution pour en faire l'examen histologique.

Après les avoir durcies, on les a coupées dans la paraffine, colorées au picro-carmin, à l'éosine hématoxylique et à l'hématoxyline de Böchner.

L'examen fait par M. le Dr Paviot (laboratoire de M. le professeur Tripier) a donné les résultats suivants :

« Quand on compare la glande lacrymale appartenant à
« l'œil opéré de l'extirpation du sac, à celle provenant de

« l'œil non opéré, *as un faible grossissement, il est*
« *manifeste qu'il existe un degré de sclérose marquée.* —
« Le tissu de sclérose est à la périphérie des lobules de la
« glande. Parfois, des traînées conjonctives le péné-
« trent, mais c'est le plus souvent en suivant un vaisseau
« et le canal excréteur qu'il accompagne. *Il ne s'agit*
« *sûrement pas du tissu conjonctif normal de la glande,*
« *car c'est un tissu dense formé de gros trous sous-con-*
« *jonctifs, très pauvres en cellules fixes.* Les traînées qui
« pénètrent de l'enveloppe du lobule dans l'intérieur de
« celui-ci en suivant les vaisseaux, ne vont jamais très
« profondément ; aussi les altérations des tubes glandu-
« laires ne sont-elles apparentes que sous la capsule sclé-
« rosée et même, tous les lobules de la glande n'en sont
« pas atteints. Les tubes immédiatement sous-capsu-
« laires sont affaissés ; leur lumière a disparu ; de fines
« traînées scléreuses semblent les étreindre, et ceci sur
« une épaisseur relativement minime par rapport à la
« masse du lobule.

« En dehors de cette sclérose glandulaire localisée
« comme on le voit, il n'est pas possible de constater
« d'altération plus marquée des éléments nobles de la
« glande.

« Sur l'une des deux coupes de glande anormale, un des
« canaux excréteurs les plus importants a été coupé sur
« une grande longueur de son parcours ; on peut constater
« que, malgré un tissu scléreux net qui l'entoure, sa
« lumière est largement perméable ; son épithélium n'a
« qu'une seule couche et n'offre pas de trace de réaction
« inflammatoire.

« Enfin il est à noter que, dans les grosses travées sclé-

« reuses de la glande, on trouve des vaisseaux considéra-
« blement dilatés et gorgés de sang. »

Il résulte de cet examen, qu'il y a dans la glande de
l'œil droit (œil dont on a extirpé le sac lacrymal) du tissu
de sclérose manifeste, c'est-à-dire que cette glande est
manifestement en voie d'*atrophie*.

Comment expliquer ce phénomène alors que M. le
Dr Paviot n'a absolument rien constaté d'anormal dans les
préparations de la glande de l'autre côté (œil non opéré)?

La comparaison de l'atrophie de la glande lacrymale à
la suite de l'extirpation du sac, avec celle que l'on constate dans le testicule à la suite de la résection ou de la
ligature des canaux déférents, se présente naturellement
à notre esprit.

Le Dr Alessandri (43) conclut de ses expériences sur
quarante chiens adultes : « La ligature du canal déférent
« détermine finalement l'atrophie de l'épididyme et du
« testicule. Le processus commence par la dilatation des
« canalicules de l'épididyme, se termine par l'augmenta-
« tion du tissu conjonctif qui finit par faire disparaître les
« canalicules. »

Nous relevons aussi, dans la thèse de M. de Brézigué,
le résultat de trois expériences personnelles. A la suite
de la résection des canaux déférents, il a constaté une
atrophie très marquée des testicules.

Il est vrai que le sac n'est pas le canal excréteur de la
glande lacrymale et que ces deux organes ne sont pas en
rapport de continuité comme le sont canaux déférents et
testicule. Entre la glande et le sac se trouve en effet
interposée la surface de l'œil.

Mais, malgré cette particularité, il n'est pas téméraire

de considérer les conduits évacuateurs, dont fait partie le sac, comme la continuation des canaux excréteurs de la glande lacrymale. En somme, glande et sac font partie d'un même système qui constitue l'appareil lacrymal, de même façon que : testicule, épididyme, cordon, vésicule séminale, canaux déférents, prostate, constituent l'appareil génital. Ils forment un tout, et ce tout, doit fonctionner de pair, se modifier parallèlement.

La meilleure preuve, en raisonnant par analogie, nous est fournie par la prostate : les canaux déférents ne sont pas les conduits excréteurs de la prostate; ils ne sont pas non plus en rapport de continuité avec elle ; cependant si on en fait la résection, tout le monde sait aujourd'hui que la prostate s'atrophie.

Nous avons vu d'ailleurs, et nous nous sommes volontairement attardés au commencement de ce chapitre à le démontrer, que sac et glande sympathisent pathologiquement. Pourquoi ne sympathiseraient-ils pas fonctionnellement. On supprime la fonction du sac en le supprimant lui-même, pourquoi la glande, de par la loi d'adaptation réelle quoique difficile à expliquer, n'en subirait-elle pas le contre-coup?

« L'atrophie, dit M. le professeur Morat, comme la « nutrition, dépend en premier lieu de conditions intra-« cellulaires encore très mal connues. » (Art. Atrophie du dictionnaire de Richet).

Peut-être, par suite d'un réflexe, l'activité cellulaire de la glande est peu à peu ralentie, un processus de phlogose favorisé par la rétention des larmes au début, envahit plus facilement la glande et se manifeste par le tissu de sclérose qui, proliférant peu à peu, finit par étouffer les éléments nobles...

OBSERVATIONS

Observation I (inédite)

(Due à l'obligeance de M. le professeur agrégé Rollet).

Catarrhe muqueux OD et OG. Cataracte nucléo-corticale OD

X..., François, quarante-six ans, cultivateur, entré le 2 mars dans la salle Saint-Charles lit nᵒ 8.

Aucun renseignement important sur les antécédents héréditaires; la mère aurait été épileptique.

Le malade a eu une sciatique à l'âge de vingt-cinq ans qu'il garda deux ans. A part cela, sa santé a toujours été bonne.

Deux ans et demi après le début de la cataracte dont le malade est porteur, survint, il y a trois ans, sans cause appréciable un véritable phlegmon du sac lacrymal, à droite d'abord, puis à gauche. L'angle interne avait énormément gonflé, était devenu rouge et douloureux, puis, au bout de trois ou quatre jours, l'abcès perça au dehors de chaque côté et les phénomènes aigus disparurent. Ils se reproduisirent peu de temps après également des deux côtés et il se fit une nouvelle évacuation de pus au dehors. Les abcès apparurent et disparurent sans qu'on en puisse trouver la raison. Le malade était alors en excellente santé, il n'avait pas eu de maladies infectieuses antérieures, il n'avait pas de larmoiement, pas de conjonctivite, le nez était à son dire absolument sain et il n'a pas souvenance qu'il y ait eu alors concomitance avec un coryza quelconque. Il ne toussait pas et rien ne fait croire chez lui à des antécédents tuberculeux.

Quoi qu'il en soit, depuis l'ouverture deux fois répétée de ces abcès, il persista un larmoiement chronique sans aucun phénomène aigu. De plus, il se formait constamment dans la journée et de chaque côté une petite tumeur au niveau du sac lacrymal que le malade vidait par la pression au moins de quinze à vingt fois par jour, chaque fois il sortait un liquide clair analogue aux larmes et parfois aussi, mais plus rarement, quelques débris purulents.

Les phénomènes en sont là depuis trois ans et aujourd'hui il n'y a absolument rien de changé. Une petite tumeur lacrymale se forme et on la vide aisément par la simple pression au niveau du sac. Il n'y a aucune lésion dans le nez ni sur les os avoisinants, la pression sur eux ne relève aucune douleur.

La sonde de Bowmann ne peut pénétrer dans les voies lacrymales à droite. Une injection pratiquée avec la seringue d'Anel ne passe pas davantage.

Outre ces phénomènes du côté du sac, le malade est porteur d'une cataracte nucléo-corticale complète de l'œil droit. Cette cataracte est blanc terne, elle paraît demi-molle. La sensation lumineuse semble intacte.

16 mars. — Anesthésie. Incision sur le sac lacrymal droit. Pendant la dissection de ses parois, qui d'ailleurs sont minces, le sac crève ; il sort un liquide citrin ; on extirpe la poche par morcellement après avoir sectionné le tendon de l'orbiculaire. Suture du tendon puis suture de la peau à l'aide de deux fils métalliques.

Pansement.

19 mars. — Fils sont enlevés. Plaie en excellente voie de cicatrisation.

21 mars. — Le malade est guéri de sa dacryocystite.

Réunion par première intention. Exeat.

20 avril. — M. Rollet pratique l'extraction de la cataracte.

30 avril. — Réunion parfaite du lambeau cornéen. Guérison normale.

6 juin. — Le malade nous écrit qu'il a eu une nouvelle poussée inflammatoire du côté de l'œil gauche non traité. Mais il nous dit que l'œil opéré de cataracte y voit parfaitement bien et n'est plus incommodé par le larmoiement.

17 décembre. — Dans une seconde lettre il nous donne des renseignements analogues aux précédents.

« L'œil droit ne pleure plus, excepté au vent et à la poussière. »

OBSERVATION II

(Due à l'obligeance de M. le professeur agrégé Rollet)

Dacryocystite chronique ODG. Rhinite et otite anciennes.

X..., Jean-Baptiste, dix-huit ans, domestique, entré le 13 mars dans la salle Saint-Charles, lit n° 16.

Rien à signaler dans les antécédents héréditaires.

Antécédents personnels. Le malade est sujet à s'enrhumer, il a eu à plusieurs reprises des bronchites assez tenaces, sa voix est constamment enrouée. Il y a deux ans, survint une otite purulente qui dura deux mois et laissa subsister une surdité notable du côté gauche. En même temps, apparurent des ganglions cervicaux qui ont subsisté depuis. Le nez, un peu avant cette date, était malade à son tour, il y avait de l'enchifrènement perpétuel, des croûtes et parfois des débris sanguinolents.

C'est à ce moment que remonte le début du larmoiement qui amène le malade à l'hôpital.

Il y aurait eu concomitance absolue entre l'épiphora et la rhinite (il y a quatre ans); quant à l'otite, elle aurait été la dernière en date (deux ans).

L'épiphora dura environ deux ans et demi des deux côtés, puis il se forma à droite une tumeur lacrymale, qui ne perça pas au dehors et se vida par le point lacrymal en donnant issue à un liquide purulent. Depuis un an, la tumeur ne s'est pas reproduite de ce côté, mais l'épiphora a persisté, et il sortait toujours un peu de pus lorsqu'on pressait sur le sac lacrymal.

Pour le côté gauche, le larmoiement dura plus longtemps (trois ans), sans rien amener du côté du sac; puis, il y a trois mois survint un abcès que le malade perça lui-même avec une épingle. Il sortit une grande quantité de liquide purulent, un peu sanguinolent, et il en résulta une fistule qui ne s'est pas refermée depuis.

Actuellement, on constate de chaque côté un larmoiement chronique. La pression sur le sac fait refluer un liquide louche et assez abondant. Il n'y a pourtant pas à proprement parler de tumeur lacrymale. A gauche existe une fistule actuellement tarie au-dessous du tendon de l'orbiculaire.

Ganglions cervicaux et rétro-auriculaires; croûtes dans le nez; enchifrènement constant.

On a essayé de pousser une injection à droite par le point lacrymal. Celle-ci a pénétré légèrement dans le tissu cellulaire provoquant une boule d'œdème. L'injection n'a pu ressortir par le nez.

Le malade rentra à l'hôpital dans le service, le 3 février 1895 et sortit le 16 février. Le diagnostic alors était dacryocystite double, fistule lacrymale OG.

Le lendemain de son entrée, le 4 février, on opéra le malade, après anesthésie, on fit un curettage de la région du sac et on cautérisa ensuite au thermo-cautère à gauche.

Après sa sortie, l'épiphora continua, et le malade ne trouva aucune amélioration à son état précédent, avant son phlegmon. Rentré dans le service le 14 mars, il demandait à être opéré.

20 mars. — On n'opère le malade qu'à droite, laissant à gauche la fistule traitée antérieurement avec le thermo-cautère et qui a récidivé.

Anesthésié. Incision de la région du sac. Dissection méthodique de celui-ci. Elle se fait facilement.

Réunion par première intention.

29 mars. — Le malade sort avec son œil droit guéri.

20 avril. — Malade revu par M. Rollet. Toujours croûte et

fistule à gauche; à droite petite cicatrice imperceptible. Epiphora à gauche; à droite peu apparent.

12 décembre. — Malade revu par nous-même à Charbonnières. A gauche, fistule revêtant un caractère chronique favorable pour une intervention ultérieure. Epiphora marqué à droite, cicatrice impossible à trouver si on n'est prévenu. L'œil, un peu humide cependant, ne présente plus du tout de larmoiement.

Observation III (inédite)

(Due à l'obligeance de M. le professeur agrégé Rollet)

Dacryocystite OD. — Fistulette. — Iritis chronique O G.

X.... Cécile, 28 ans, ménagère, entre le 11 mars dans la salle Sainte-Claire, lit n° 2.

Rien dans les antécédents pathologiques héréditaires. Comme antécédents personnels, anémie de treize à dix-huit ans, réglée régulièrement, peu abondamment; deux enfants, dont un mort à neuf mois de maladie aiguë, pas de fausses couches. Pas de traces de syphilis, pas de rhumatismes.

La malade fait remonter à l'âge de trois mois un larmoiement chronique localisé à l'œil droit et qui ne l'aurait jamais quittée depuis, avec des intermittences de mieux et de pire.

A l'âge de neuf mois, abcès dont l'ouverture se fit spontanément au dehors et mit environ un mois à se cicatriser.

Il y a un mois et demi, nouvelle poussée aiguë; formation d'un abcès qui creva de nouveau. Les phénomènes aigus s'amendèrent peu à peu, mais sans cicatrisation de l'ouverture. Actuellement, la plaie de l'angle interne présente un aspect normal. Mais, à 2 ou 3 millimètres en-dessous du tendon de l'orbiculaire, on constate un tout petit pertuis qui laisse sourdre un mucus blanchâtre. En pressant sur le sac, le suintement augmente et il s'échappe, par les points lacrymaux, une certaine quantité de muco-pus.

On ne note rien de spécial du côté du nez. Les os sont sains. La respiration se fait facilement.

La vue est bonne à droite.

A gauche, on constate la présence d'une iritis chronique dont le début remonterait à cinq ans, un mois après un accouchement dont les suites furent compliquées. A ce moment, phénomènes aigus qui rétrocédèrent au bout d'à peu près une quinzaine de jours.

La malade ne s'en aperçut plus guère ensuite jusqu'à il y a un mois, époque où tout fut remis en cause. Cette date coïncidait avec l'époque de ses règles; en outre elle a des pertes assez fréquentes et des douleurs en urinant; elle paraît même avoir de temps à autre des phénomènes de cystite.

26 mars. — Anesthésie. Incision de la région du sac par une ligne courbe d'environ 15 millimètres passant par le pertuis de la fistulette. Dissection de la fistulette qui amène le bistouri sur le sac, qu'on dissèque aussi méthodiquement.

Excision brusque et rapide au niveau du canal nasal. Léger ébarbement des bords de la peau un peu déchiquetée à cause du pertuis. Pas de sutures à cause d'un peu de pus tombé dans la plaie. Mèche de gaze iodoformée ; pansement légèrement compressif.

7 mars. — Sortie de la malade. Fistulette complètement fermée.

11 décembre. — La malade nous écrit que sa cicatrice est peu apparente, que son œil ne pleure que lorsqu'elle sort au vent et au froid ; qu'elle est très satisfaite.

OBSERVATION IV (inédite)

(Due à l'obligeance de M. le professeur agrégé Rollet)

Tumeur lacrymale OD. Récidive

L...., Antoinette, cinquante-huit ans, ménagère, entre le 13 mars dans la salle Sainte-Claire, lit n° 19.

Malade rhumatisante, nodosités d'Héberden aux doigts ; santé néanmoins habituellement bonne, jamais de toux.

Depuis huit ans environ, larmoiement chronique, peu gênant, n'entraînant jamais ni douleur ni rougeur de l'œil. Aucune cause appréciable à ce larmoiement, la malade ne travaillait pas au milieu des poussières. Rien à noter du côté du nez dont la muqueuse paraît avoir toujours été saine. Rien non plus du côté des os.

Il y a deux ans et demi apparition lente d'une tumeur au niveau du sac lacrymal, tumeur qui avait mis environ un an pour atteindre le volume actuel. Celle-ci ne se vida jamais ni spontanément ni par la pression, elle serait toutefois, au dire de la malade, moins accentuée le matin que le soir. Jamais non plus elle n'a été le siège de phénomènes inflammatoires ; la douleur accusée est plutôt de la gêne que de la douleur véritable.

Actuellement la tumeur en question a la forme d'une gourde de pèlerin, appliquée verticalement au niveau du sac, et a à peu près le volume d'une grosse noisette.

Le col de la gourde est formé par la bride du tendon de l'orbiculaire.

La consistance est plutôt dure, mais d'autre part, si on place un doigt sur la portion supérieure de la tumeur, et un autre doigt sur la portion inférieure, plus grosse que la précédente, on obtient une fluctuation manifeste : il y a nettement communication entre les deux poches.

On ne peut, par la pression, faire refluer du liquide par les points lacrymaux. Sur la tumeur inférieure se dessine une varicosité bleuâtre, la peau n'est ni rouge ni adhérente.

A gauche il existe de même un léger larmoiement remontant aussi à sept ou huit ans, mais la malade en est fort peu incommodée.

La vue est bonne des deux côtés.

On essaye le cathétérisme. La sonde ne passe pas.

18 mars. — Extirpation du sac ; mais les parois, minces et friables, empêchent l'extirpation méthodique. Le sac crève

et laisse répandre dans la plaie une certaine quantité de pus jaunâtre. On sectionne le tendon de l'orbiculaire et on arrache le sac par lambeau. Lavage antiseptique. Suture du tendon. Pas de suture des bords de la plaie.

1er avril. — La malade s'en va paraissant guérie, mais nous écrit, cinq mois après, qu'il s'est produit une récidive.

Observation V (Inédite)
(Due à l'obligeance de M. Aurand)

Catarrhe purulent du sac avec tumeur lacrymale

X..., Louise, trente ans, domestique, entre le 8 février dans la salle Sainte-Claire.

Rien de particulier dans ses antécédents. La maladie qui l'a fait entrer à l'hôpital a débuté, il y a six ans, par de l'épiphora. L'œil pleurait surtout le soir, quand la malade travaillait à la lampe ; dans la journée, le soleil, le vent, la poussière, faisaient redoubler son larmoiement.

Depuis deux ans, on constate dans l'angle interne de l'œil une tumeur lacrymale, faisant au-dessous du tendon de l'orbiculaire une saillie grosse comme un pois. Jamais elle n'a été le siège de phénomènes inflammatoires aigus. Si, avec le doigt, on presse sur elle, il s'échappe par les points lacrymaux un liquide purulent.

Pas de rougeur ni d'œdème sur la peau recouvrant le sac. Pas de nécrose des os adjacents. Un peu de conjonctivite.

Depuis l'entrée de la malade jusqu'à l'opération, on fait à plusieurs reprises des injections antiseptiques (eau boriquée, sulfate de cuivre), afin de modifier la sécrétion qui, de purulente qu'elle était, devient simplement muqueuse.

Le résultat obtenu (27 février), on ponctionne le sac au-dessous du tendon de l'orbiculaire, sur une longueur d'environ 8 millimètres. Une sonde de Bowmann, introduite dans le sac par les points lacrymaux, montre qu'on est bien dans l'intérieur de la poche. On écarte ensuite les bords de la plaie avec deux crochets à strabisme et on commence la dissection des parois du sac. Celles-ci se différencient assez bien des tissus environnants par leur teinte grisâtre ; à l'aide d'une fine pince droite et de ciseaux fins on extirpe toute la région du sac située au-dessous du tendon de l'orbiculaire. Puis, on attire en bas la portion cachée sous le tendon même, pour la libérer. On y parvient facilement et avec les ciseaux on extirpe toute la paroi du sac que l'on peut. Pour enlever les derniers vestiges, on fait, avec la curette de Volkmann, un curettage sérieux de la gouttière lacrymale.

On fait une injection de sublimé dans la plaie, on pose deux points de suture superficiels, avec du fil métallique.

6 mars. — Les fils métalliques ont été enlevés quatre jours après l'opération et aujourd'hui la plaie est complètement guérie.

La pression sur la région du sac ne fait plus sortir aucun liquide, mais l'œil est un peu humide. Jusqu'à hier, on a fait un pansement compressif avec une petite boule de coton.

7 mars. — Exeat.

Nous n'avons pu avoir aucun renseignement sur les résultats éloignés de l'opération ; notre lettre, envoyée en décembre, étant restée sans réponse par suite sans doute d'un changement d'adresse

CONCLUSIONS.

I. — L'extirpation du sac lacrymal, comme traitement des dacryocystites, est une opération déjà ancienne, Aetius, Celse, Paul d'Egine, Platner la pratiquaient déjà. Mais c'est à Berlin que revient l'honneur de l'avoir reprise en 1858. Grâce à l'antisepsie, qui en a fait une opération sans danger, elle a vite été en faveur, à l'étranger et surtout en Allemagne; en France beaucoup d'ophtalmologistes ne l'ont jamais pratiquée.

II. — Quelques auteurs ont prétendu que pendant l'opération il pouvait survenir « des hémorrhagies graves ». Nos vingt-cinq dissections de la région du sac nous ont montré qu'il y avait trop peu d'anomalies artérielles (8 pour cent environ); que les vaisseaux passant sur le sac n'étaient pas assez importants pour créer un danger s'ils étaient lésés, et qu'enfin il était facile d'éviter l'artère et la veine angulaires par une ligne d'incision convenable.

III. — L'opération comprendra les temps suivants :

1º Incision de la peau et du tissu cellulaire sous-cutané sur une ligne ne dépassant pas 12 millimètres, qui partira du milieu du bord inférieur du ligament palpébral interne, descendra d'abord perpendiculairement et se dirigera vers le côté externe en décrivant une courbe sensiblement parallèle à celle que forme la crête de l'apophyse montante du maxillaire supérieur ;

2º Incision de la lame aponévrotique qui recouvre la portion antéro-externe du sac;

3º Dissection minutieuse et parfois délicate de cette lame fibreuse, qui rend la paroi antérieure libre ;

4º Dégagement de la portion postéro-interne en rapport avec le périoste de la gouttière lacrymale ; dégagement de la paroi externe, parfois difficile au niveau de l'unguis ; dégagement de la coupole en tirant le sac en bas ;

5º Excision brusque et rapide du sac, au niveau du canal nasal, afin d'inoculer le moins possible la plaie opératoire ;

6º Suture intra-dermique, avec ou sans drainage.

S'efforcer :

1º De bien suivre la ligne d'incision donnée pour ne pas léser l'artère et la veine angulaires, non pas qu'il puisse résulter de la section de ces vaisseaux un danger quelconque, mais on serait momentanément gêné par le sang, en raison de la très petite incision cutanée et de la profondeur de la plaie ;

2º De bien se tenir dans le voisinage immédiat du sac quand on disséquera la paroi externe, et ne pas aller trop loin vers le globe de l'œil pour ne pas pénétrer, à travers le septum, dans le tissu cellulo-graisseux de l'orbite.

On pratiquera autant que possible la dissection méthodique. L'extirpation par morcellement devra n'être qu'un pis-aller.

IV. — L'extirpation du sac sera indiquée :

1° Dans tous les cas d'écoulement chronique ou subaigu du sac (blennorrhée des Allemands, dacryocystite simple) où le traitement par la sonde n'aura donné aucun résultat;

2° Quand des circonstances étrangères à la maladie font que le traitement prolongé par la sonde n'est pas possible;

3° Quand une opération intra-oculaire est nécessaire (cataracte, etc);

4° Dans les cas d'écoulements chroniques ou subaigus du sac avec ectasie marquée (tumeur lacrymale, mucocèle, empyème subaigu ouvert ou fermé); que la paroi soit épaissie et sclérosée, qu'elle soit au contraire mince et friable (varice lacrymale), c'est alors le seul traitement rationnel ;

5° Dans les cas de dacryocystite aiguë, si l'on veut ou l'on peut attendre le retour à la période de dacryocystite subaiguë ou chronique ;

6° Dans les fistulettes chroniques, sans inflammation périphérique.

V. — Dans les cas ordinaires, la guérison de la dacryocystite s'obtient en moyenne au bout de neuf jours. Le larmoiement n'incommode plus le malade après une vingtaine de jours et disparaît peu à peu complètement. La cicatrice de la plaie opératoire est imperceptible.

On a signalé dans les résultats éloignés : la persistance de l'épiphora, des récidives inflammatoires et l'ectropion. Ces complications ne sont constatées que dans le dix pour cent des extirpations.

VI. — La guérison de l'épiphora, qui semble antiphysiologique après la suppression des voies d'écoulement des larmes, est due, d'après nos expériences sur le chien, à un processus atrophique qui envahit la glande lacrymale.

BIBLIOGRAPHIE

1 BERLIN... ....   *Klinische Monatsblätter für Augenheilkunde ;* page 267, 1868.

2 BUSINELLI..........   *Rivista Clinica ;* p. 219 ; novembre 1872.

3 OERTMANNS ....   *Ueber die Behandlung Thranensaker krankungen* Inaug. Dissert. Bonn, 1875.

4 SCHREIBER ....   *Archiv. für ophtalm.,* Band 27, t. II, 1881.

  SCHREIBER ... .   *Jahresb. Klin* t. VI. 1888.

5 EVERBUSCH.........   *Archiv. für klinische Medicin,* p. 78, 1888.

6 SBORDONE............   *Il movimento medico-chirurgico,* Napoli, t. XIV, fasc t. 1852.

7 AYRES ....   *American Journal of ophtalmology,* p. 17, 1881.

8 ROHNS..............   *Ueber die Exstirpation des thranensackes.* Inaug. Dissert, Kiel, 1890.

9 PFALZ-DUSSELDORF....   *Deutsche Med. Zeitung,* N° 85, 1891.

10 JOHANNÈS VON AMMON   *Beitrag zur Statistik des Thranens.* Erst. Inaug. Dissert, Kiel, 1892.

11 PAUL HESSE........   *Beitrag zur Therapie des chronischen Thranensackleiden,* Inaug. Dissertat, Berlin, 1892.

12 TOKUSO-KIMOBA ....   *Ueber die Exst. des Thranens.* Inaug. Dissertat, Zurich, 1893.

13 MULLER ....   *Ueber die Exst. des Thranens. — Klin. Monatsbl. f. Aug.* t XXXI, p. 350, 1893.

14 G. ARHLSTRAEM DE GOTHENBOURG. — *Eira,* t. XVIII, 16. Pages 501-509 ; 1893.

J. VADON.   12

15 E. ROLLET.......... L'ophtalmologie à Vienne. Lyon médical,
                      p. 258, n° 42, 1895.

16 MONOYER............ Gaz. médicale de Strasbourg, p. 102, 1887.

17 PANAS .... Traité des maladies des yeux, 1894.

18 A. TERSON.......... Archives d'ophtalmologie, t. XI, p. 224, 1891.

19 E. ROLLET.......... Traitement des dacryocyst. par l'extirp. du
                      sac lacrym. Lyon médical n° 23, p. 175,
                      1896.

20 DE WECKER.......... Traité complet d'ophtalmol. 1880, t. VI,
                      p. 1002.

21 GALEZOWSKI.......... Traité des maladies des yeux, 1888.

22 ABADIE.............. Traité des maladies des yeux, 1881.

23 MEYER............... Traité pratique des maladies des yeux, 1887.

24 TRUC ET VALUDE...... Nouveaux éléments d'ophtalmol. 1890, p. 507.

25 TILLAUX .... Traité de chirurgie clinique, 1894.

26 Traité de chirurgie ; 1890, 1892.

27 TILLAUX........... Traité de chirurgie clinique, 1894

28 RICARD ET BOUSQUET Traité de pathol. ext. 1893.

29 TILLAUX.......... Traité d'anatomie topographique, 1892.

30 TESTUT............. Traité d'anat. humaine, t. III, 1892.

31 FOLTZ............... Anat. et physiol. des conduits lacrymaux,
                      Lyon, 1860.

32 FONTAINE ATGIER ... Hémorrh. grave à la suite d'un débrid. du
                      sac et du canal lacrym. Rev. clin. d'ocul.
                      n° 9, p. 193, 1887.

33 ROLLET ET COMMANDEUR. — Archiv. prov. de chirurgie, 1er janvier
                      1896.

34 CHAUVEL .... Etudes ophtalmologiques, 1897.

35 TERSON............. Les glandes lacrymales conjonctivales et
                      orbito-palpébrales, thèse de Paris, 1893.

36 MAGNE............. De la cure rad. de la tumeur et de la fistule
                      du sac lacr. à l'aide d'une méthode d'obli-
                      térat. du sac, Paris, 1861.

37 TAVIGNOT........... Tumeur et fist. lacrym. guéries par l'ex-
                      cision des conduits, Annales d'oculist.
                      t. XLIII, p. 58, 1858.

    ID .... Oblitér. des conduits, Gaz. des hôpitaux, 1862.

38 BLOT .... Du traitement de la tum. et fist. lacrym.
                      par oblit. des conduits, Annales d'ocul.
                      t. LI, p. 138, 1861.

39 GUÉPIN............. Guérison d'une tum. lacr. par oblit. des
                      points lacrym. Journ. de méd. de Bor-
                      deaux, mars 1861.

40 DESMARRES .... Traité théor. et prat. des maladies des yeux,
                          t. I, 1854.

41 WARLOMONT .... Dictionnaire de Dechambre. Article : La-
                          crymale.

42 DE DREZIGUÉ .... De la résection des canaux déférents, etc.
                          thèse de Lyon, 1896.

43 ALESSANDRI .... « Li lesioni dei singoli elementi del cordone
                          spermatico e loro consequenza sulla glan-
                          dula genitale » Il Policlinico, mars 1895.

www.ingramcontent.com/pod-product-compliance
Ingram Content Group UK Ltd.
Pitfield, Milton Keynes, MK11 3LW, UK
UKHW020926120726
13693UKWH00003B/1143